ハーバード＆パリ大学

根来教授の特別授業

「毛細血管」は増やすが勝ち！

人は毛細血管とともに老いる

A man is as old as his capillaries.

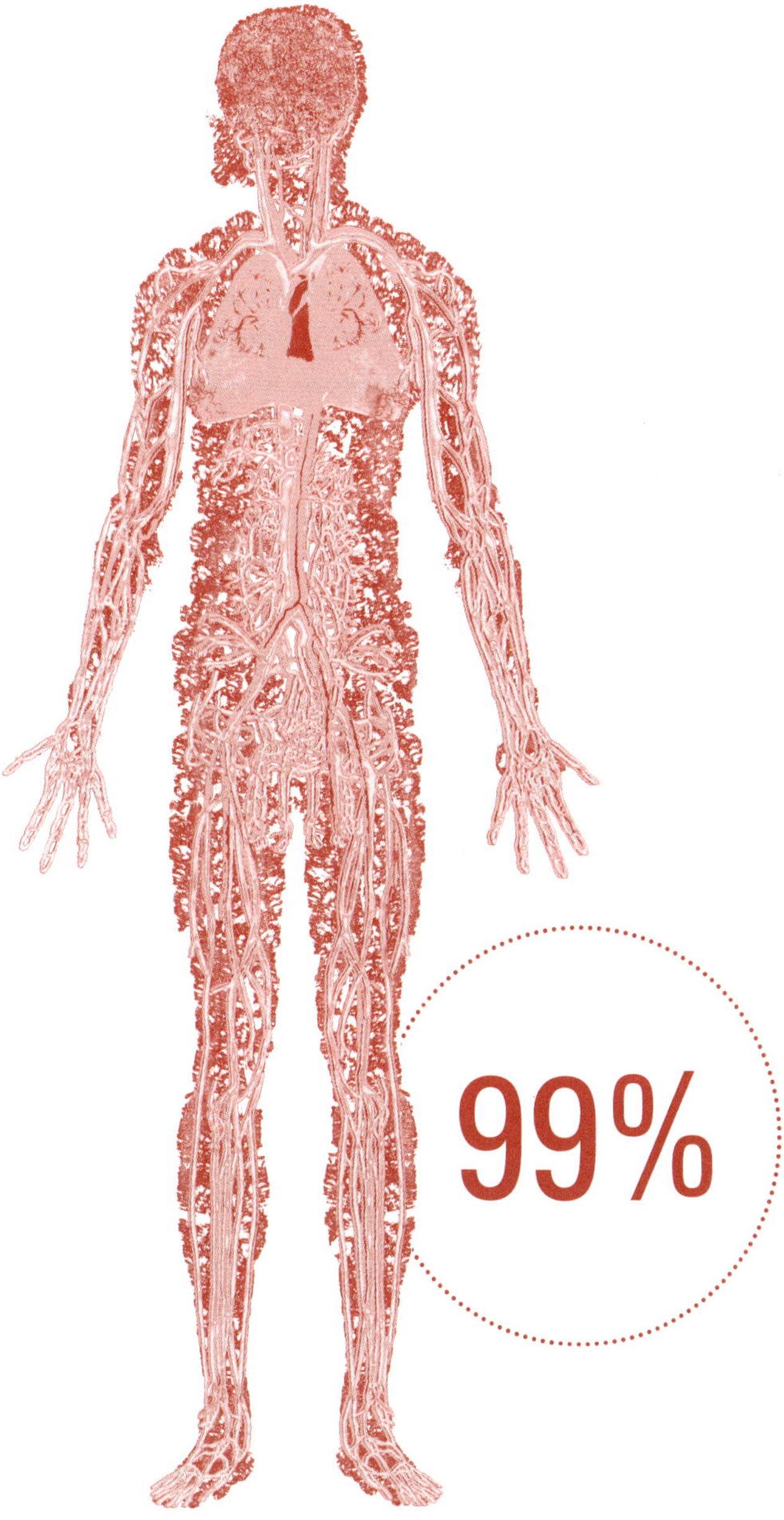
99%

授業のはじめに

目覚ましい進歩を遂げる現代医学の最前線に身を置きながら、僕がつくづく思うのは、どれだけ医療が進んでも、**「人間の体がいちばんスゴイ！」**ということです。当たり前のように使っている体の機能は、どんなコンピュータよりも複雑で精緻で、実によくできていると感嘆するのです。

中でも優れているのが毛細血管です。「えっ、動脈じゃないの？」という声が聞こえてきそうですが、**毛細血管には生きるために必要なことがすべて詰まっている**、といっても過言ではないほど重要な臓器です。

「人は血管とともに老いる」という有名な言葉がありますが、原文は19世紀の著名な内科医ウィリアム・オスラー博士の言葉「A man is as old as his arteries.」で、「arteries」は動脈のことです。しかし、現代の先端医療が注目しているのは「capillaries」すなわち毛細血管です。

ここで改めて冒頭の3ページに戻ってみてください。全身、真っ赤ですが、赤い部分はすべて毛細血管です。動脈、静脈、毛細血管というすべての血管の中で毛細血管が占める割合は「99％」。つまり、全身の血管のほとんどは毛細血管ということです。

体を構成する要素にはすべてに意味があります。毛細血管が全身に隈なく張りめぐらされているということは、生命活動にかかわる大きな役目を与えられているからです。

生命活動といえば、真っ先に思い浮かべるのは食べることでしょう。ですがそのイメージは、食べたものが胃や腸で消化・吸収されて、残りかすが排泄されるといった漠然としたもので、それ以上想像することはあまりないと思います。けれども、食べたものが、その後どのように体をめぐり、どのように組織に届けられ、体にどう影響し、血となり肉となるのか、それこそが生命活動の核心です。そして、取り入れた栄養が血となり肉となるために届けられる現場こそが毛細血管なのです。

さらに、毛細血管は病原菌などの外敵から体を守ってくれる免疫の闘いの場でもあり、「病気になる・ならないの最前線」ともいえます。

そこで1時限目では、知っておきたい毛細血管の基礎知識をわかりやすく解説していきます。命の根幹を担う毛細血管の働きを知り、毛細血管の衰えが気づかぬうちに進行し、体と心、見た目にどれほどのダメージを与えるかを理解すれば、毛細血管ケアの必要性をしっかりと認識できると思います。

2・3時限目ではもう一歩進んで、毛細血管を立体的な視点で見ていきます。**キーワードは、アンチエイジング・ホルモン、時計遺伝子、自律神経**です。美容や健康情報ではお馴染みの人気テーマですが、みなさんに伝わっているものの多くは断片的な情報です。そのため多くの人は、バラバラなトピックとしてとらえているのが現状です。

しかし、毛細血管を軸にすえると、時計遺伝子の生み出す生体リズムに乗って、ホルモンと自律神経に制御されながら、人体がいかに有機的に成り立っているかが見えてきます。

ここ10年ほどで分子生物学の研究が急速に進み、今や遺伝子という観点から多くのことが解明されつつある時代です。断片的になりがちなそれらの最新研究成果をいかにして統合するかということは、最新科学の最重要課題で、こうした**立体的な**

視点自体が新しく、最先端医療の基本となる考え方です。

医学の進歩とともに細分化された近代医療は、臓器ばかり見て人を見ないという批判をしばしば受けますが、毛細血管という切り口で体をトータルにとらえることによって、そういった問題も正していくことができると思います。

また巷には、「○○を食べれば病気が治る」「○○をすれば若返る」といった、ひとつのトピックだけを切り取った健康情報があふれていますが、毛細血管を軸に立体的に体をとらえることができれば、そういった一元的な情報に振り回されることもなくなるでしょう。

4時限目はいよいよ実習に入ります。座学に終わらず、身につけた知識を現実の生活で活用するために、普段の生活習慣を多角的に見直していきます。

皆保険制度《かいほけんせいど》が保障されている日本では、いざとなれば病院に行けばなんとかなるという意識が強く、漠然とした健康不安があっても、日常に支障を来すような不具合がなければ、自分の生活スタイルを見直すことはなかなかありません。けれども、糖尿病、高血圧、心筋梗塞、脳血管障害、慢性腎不全、ある種のがんなどの命にかかわる病気も、実際はみんな生活習慣病の成れの果てです。そして**生活習慣病は、実は毛細血管の病気**ともいえます。

不規則な生活やバランスを欠く食事、睡眠や運動の不足など、不健康な生活習慣が少しずつ毛細血管を蝕み、徐々に積み重なり大きい病気につながっていくのです。体にはさまざまな代償機能が備わっているので、ある段階までは不具合が表面化しませんが、ある一線を越えると、とたんに悪化し始めることが少なくありません。

エイジングに真っ向から勝負して加齢をストップさせることは、基本的に不可能ですが、まだ健康な段階で先制攻撃を仕掛け、健康で楽しい時間を長くしていくことは可能です。そのためには、日々の暮らしの中で毛細血管ケアをしながら、体本来の力を弱体化させるようなリスクのあることをできるだけ減らしていく。それがアンチエイジングの本質であり、僕が目指す**先制医療**です。

ありがたいことに健康の要となる毛細血管は、**毎日のちょっとした心がけで減少を防ぎ、増やすことも可能**です。それを続けるモチベーションになるのが、体に対する正しい理解です。体に備わっている本来の力を十分に発揮させるには、自身の体と向き合い、そのしくみを知ることが不可欠です。

といっても難しく考えることはありません。**体について知ることはとてもおもしろいこと**です。自分の体の中に備わっている素晴らしい機能にきっとワクワクするはずです。学んだことは自分にダイレクトに返ってくるから、もっと知りたくなる。そして、知れば知るほど自分の体への感謝の気持ちが湧いてきて、人にも優しくなれると思うのです。そうしたいい循環が広がっていくと、自分自身が健康になるだけでなく、結果的に、膨れ上がる医療費の削減にもつながっていきます。

個人の健康は、健やかな社会を生み出します。この本が、その拠り所になることを願いつつ、毛細血管レッスンを開講いたします。

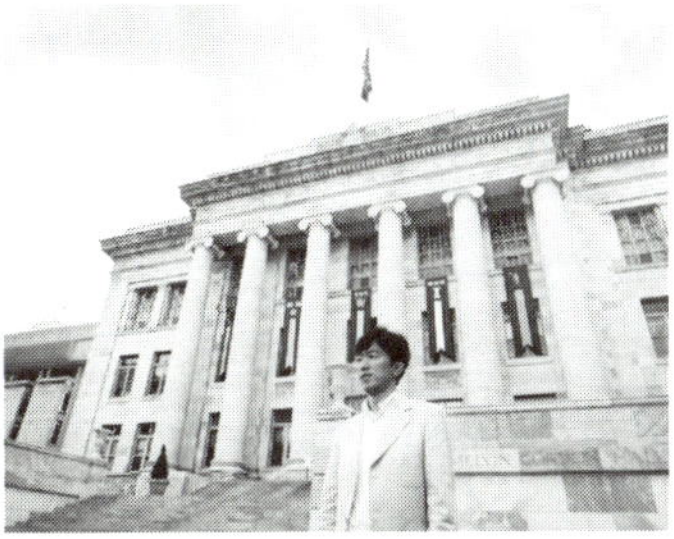
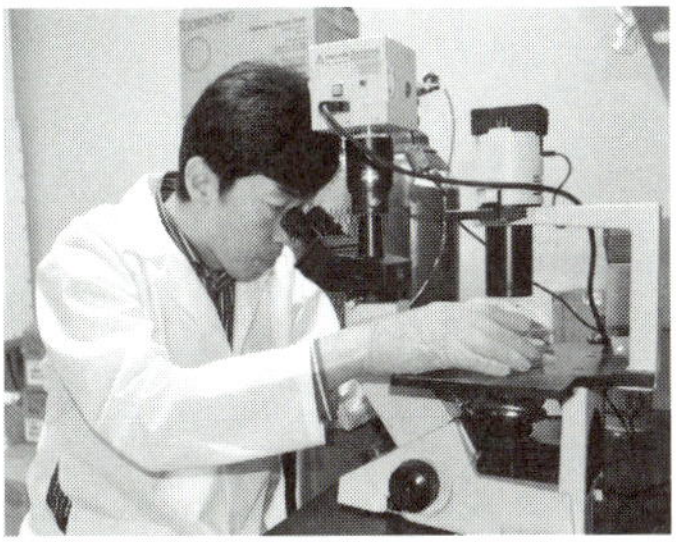
ハーバード大学にて

1時限目 老化は毛細血管からやってくる

2時限目 毛細血管が若返るアンチエイジング・ホルモン

Lecture 14 毛細血管は何歳からでも自分で増やせる……88

睡眠実習

運動実習

食べもの実習

お風呂実習

抗ストレス実習

Check List

毛細血管がダメージを受けると…

こんな不調、あんな不調も毛細血管の劣化のせい!?

以下の症状の中で思い当たるものをチェックしてみてください。
チェックの数が多ければ多いほど、毛細血管年齢は老けています。

① 薄毛、毛が抜けやすい、白髪が急に増えた □

② 顔色が悪い、シミ、シワ、クマ、たるみ、くすみ、そばかす、ニキビ、吹き出もの、乾燥肌、肌がざらざらしている □

③ 血管が浮き出てきた、すぐに青あざになる、傷が治りにくい □

④ 目が乾く、目が痛い、かすみ目、充血、涙が出る、目ヤニが多い、下まぶたの裏側が白っぽい □

⑤ 口が乾く、唇や歯茎や舌の色が悪い、舌苔《ぜったい》が多い、歯周病、口臭がある □

⑥ 耳鳴り、耳たぶに縦じわが増えた、鼻血が出やすい、鼻水が出やすい □

⑦ 頭痛、肩こり、首こり、腰痛、ひざ痛がある □

⑧ 忘れっぽくなった、だるい、すぐカッとなる、イライラ、気が滅入る、落ち込みやすい、やる気が出ない □

⑨ 眠りが浅い、寝つきが悪い、夜中や明け方早くに目が覚める □

⑩ 動悸、不整脈、めまい、高血圧 □

⑪ 胃もたれ、胃痛、おなかが張る、酒に弱くなった □

⑫ 風邪を引きやすい、疲れやすい、だるい □

⑬ 痔、頻尿、膣が乾く、性交痛、月経痛、月経不順、更年期障害、ED □

⑭ 手足が冷える、しびれ、ふるえ、むくみ、足の裏がじんじん痛い □

⑮ 爪が白っぽい、欠けやすい、薄くなった、線が入っている、凹凸がある □

末梢の毛細血管を観察してみよう

爪床《そうしょう》圧迫テスト

爪を観察するとやや赤みがかって見えますが、これは爪の下の「爪床」と呼ばれる部分で、毛細血管が透けて見えているのです。爪床圧迫テストは、末梢の血液循環の状態を知るために、救急医療や災害医療の現場でもよく用いられる検査法です。とても簡単な検査なので、ぜひ試してみてください。

自分の毛細血管を身近に感じられるはずです。

1 ひとさし指の爪の部分を上下ではさむようにしてつまみ、5秒間強く圧迫。

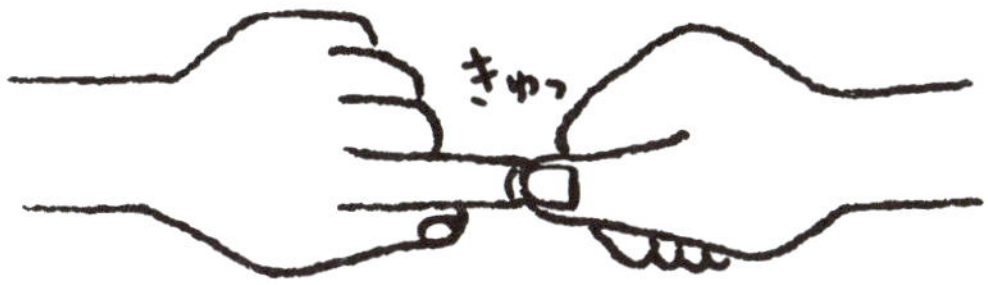

2 つまんでいた指をパッと離して、爪の色を観察する。

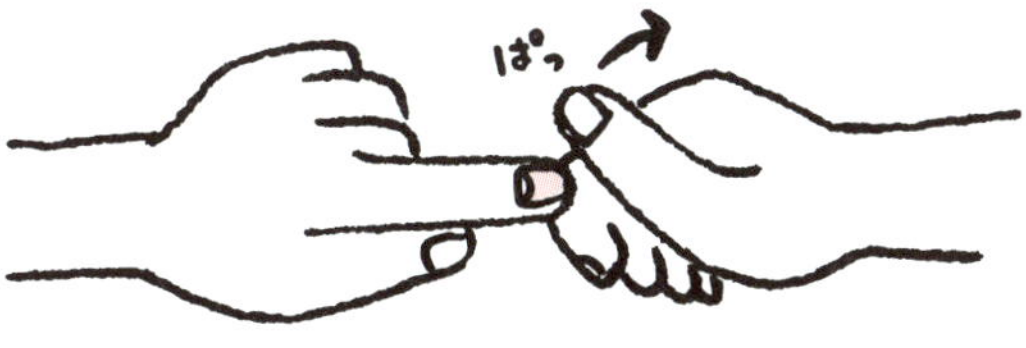

診断

指を離した瞬間は、爪床の毛細血管から血液が押し出され、爪の色は白っぽい。末梢の循環が正常であれば、押し出された血液はすぐに毛細血管に戻るので、2秒以内で赤みが戻ってきます。2秒以上かかるようなら、末梢の循環が悪いと判断します。

1時限目

老化は
毛細血管からやってくる

Lecture 1

毛細血管は人体最大の臓器

毛細血管ってなに？

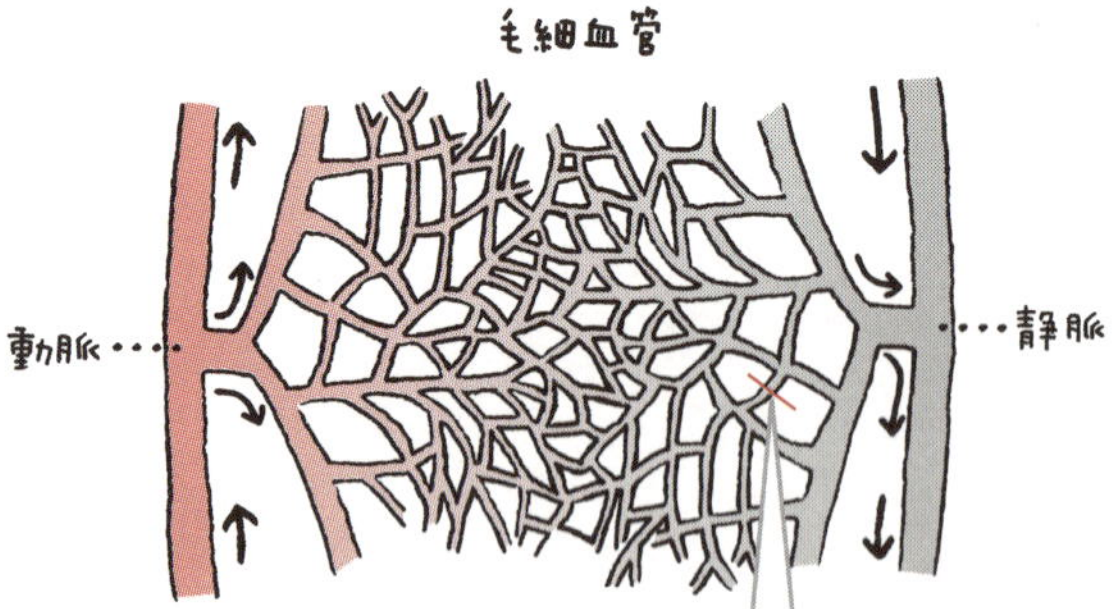

毛細血管は動脈と静脈をつなぐ極細の血管で、全身に網の目状に分布している。内皮細胞一層でできていて、基底膜という薄い膜で覆われている。血管壁に点在している周皮細胞は、毛細血管に損傷があると活性化してコラーゲンをつくり傷を修復したり、新しい血管をつくるサポートをする。

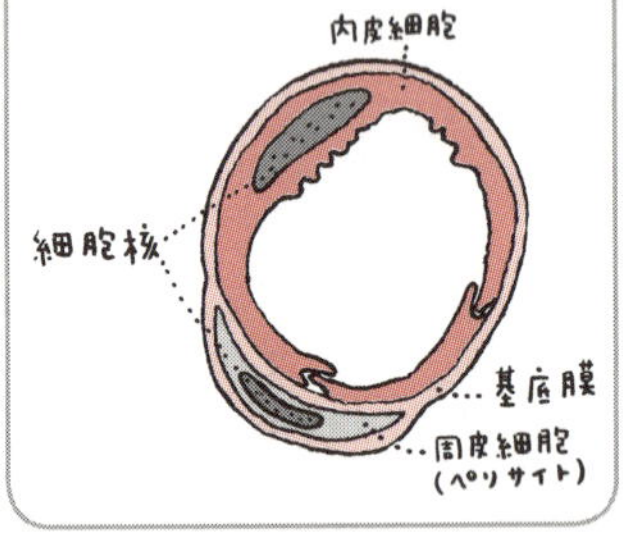

毛細血管の PROFILE（成人の場合）

[直径] 約100分の1ミリ。髪の毛の10分の1ほど

[長さ] 全長約9万9000km。全部つなぐとほぼ地球2周半

[血管3種の面積比] 動脈1:静脈2:毛細血管 700～800

[総数] 約100億本

血管といえばまず思い浮かぶのは動脈で、毛細血管をイメージする人はいないでしょう。確かに動脈は血管の中でもっとも太く、詰まったり切れたりすると命にかかわります。

一方、毛細血管は名の通り、直径約100分の1ミリの超極細血管で、赤血球が1列に並んでやっと通れる太さしかありません。肉眼では見えないほどのか細い血管ですが、前述の通り、体中に張りめぐらされていて全身の血管の99%を占めています。つまり、毛細血管は人体の中でいちばん大きな臓器ともいえるのです。それだけ全身に広がっているということは、ただならぬミッションを請け負っているからにほかなりません。

体を構成する60兆個を超える細胞には、血液に乗って必要な酸素や栄養素が届けられ、不要な二酸化炭素や老廃物が回収されています。その血液の通路と、やりとりの現場こそが毛細血管です。**実際、全身のどの細胞も毛細血管から0・03ミリ以内に存在**します。

毛細血管は基本的には「内皮細胞」一層のみでできていて、三層構造の動脈や静脈と違い細くて頼りなげですが、この細さが抵抗となって血液の流れが減速し、一層の細胞を介して物々交換をしっかり行うことができ、酸素や栄養素が体の隅々に行き渡るわけです。

動脈や静脈は血液を運ぶのがメインの役割ですが、**毛細血管は動脈と静脈の間に存在して生命活動の根幹にかかわる働きを担っています**。血液循環の主役は間違いなく毛細血管です。毛細血管が健康でなければ、いずれ動脈にも負担をかけることになるでしょう。

Lecture 2

毛細血管は命の営みの最前線

ヒトは毛細血管で生かされている！

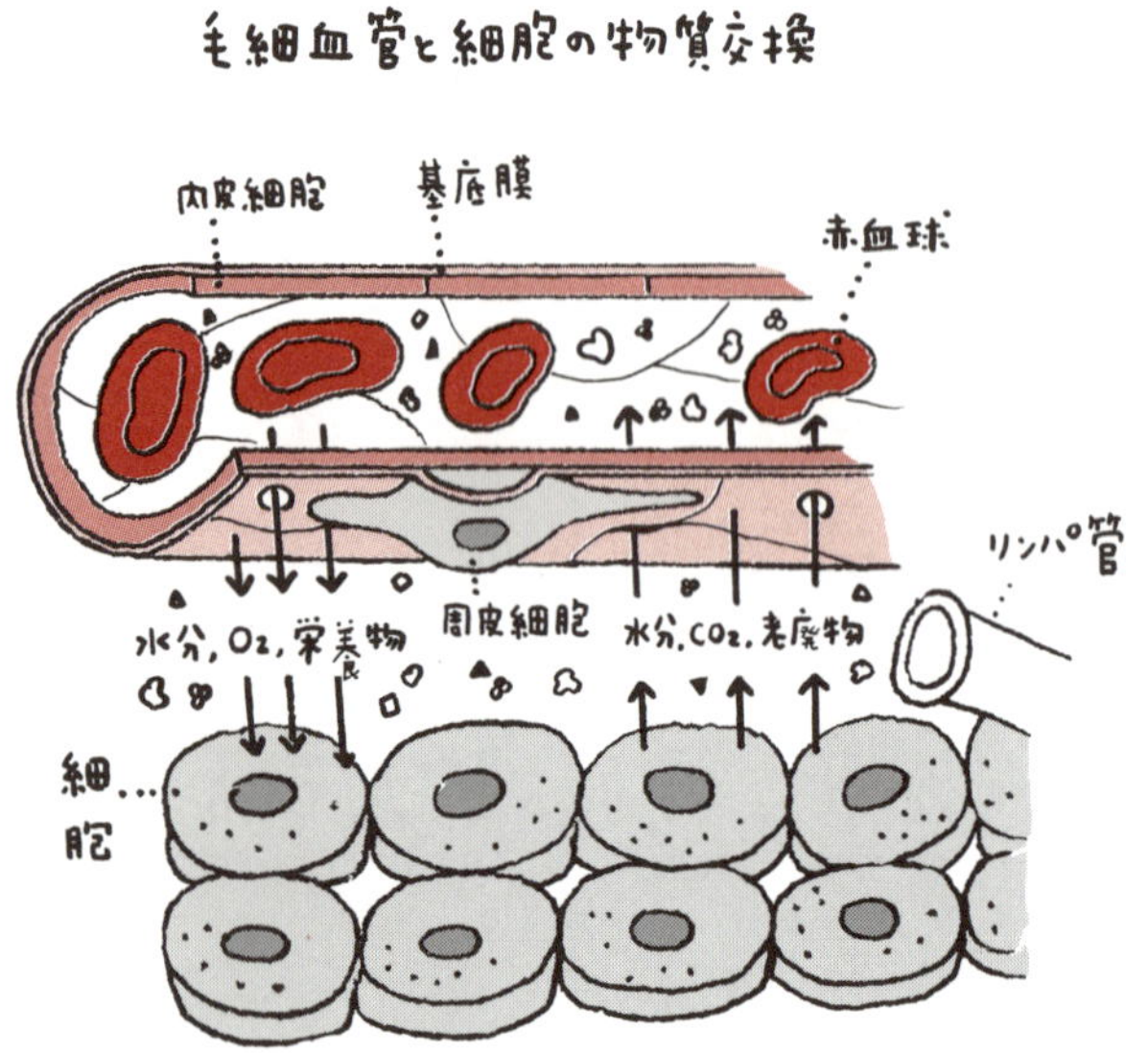

毛細血管は大きく３種類あり、物質の出入りが盛んな組織にある毛細血管ほど透過性が高い。脳や肺、筋肉や皮膚では、毛細血管の壁を通れるのは、水、酸素、糖、脂肪、ホルモン、電解質などの小さな分子のみ。栄養を吸収する腸や尿をつくる腎臓、ホルモンを分泌する内分泌腺では物質が大量に出入りするため、血管壁の透過性が高くなり、やや大きめの物質が出入りする小さな穴もポツポツ。肝臓では、タンパク質のように大きな物質を代謝するため、血管壁に大きめの穴がボコボコ開いている。

毛細血管は動脈と静脈をつなぐただのパイプではなく、**命にかかわる物々交換の最前線の現場**です。そこでは、非常に精巧な営みが休むことなく行われています。

毛細血管での物々交換は、管をつくっている細胞と細胞のわずかな隙間や穴、薄い細胞壁を通じて行われています。脳や胃腸、肝臓などそれぞれの持ち場の器官によって、毛細血管壁の透過性（物質の通しやすさ）や、物質を通すための血管壁の隙間や穴のスペースも違ってきます。つまり毛細血管は、血液が運んできた物質を大きさで振り分け、ろ過する**天然の血液フィルター**なのです。毛細血管というフィルターを介して、細胞が必要とする酸素や栄養素、ホルモンが配送され、細胞にとって不要な二酸化炭素や老廃物が回収されます。たとえば、肺の毛細血管では二酸化炭素と酸素の交換が行われて血液中に酸素が取り込まれ、腸の毛細血管では血液中に栄養が取り込まれます。

また、浸透圧によって血管外から血管内に水を引き込む働きもします。腎臓には「糸《し》球体《きゅうたい》」という毛細血管のかたまりが左右それぞれ約１００万個あり、ここでは１日に１８０リットル、灯油ポリタンク10個分もの水がろ過されています。

ちなみにタンパク尿は、糸球体の毛細血管に障害が起きて血管壁のバリア機能が壊れてしまったために、正常なら漏れることのないタンパク質が毛細血管から漏れ出して、尿に混じった状態です。

Lecture 3

毛細血管のスバラシイ5つの働き

全身をめぐる血液の流れ

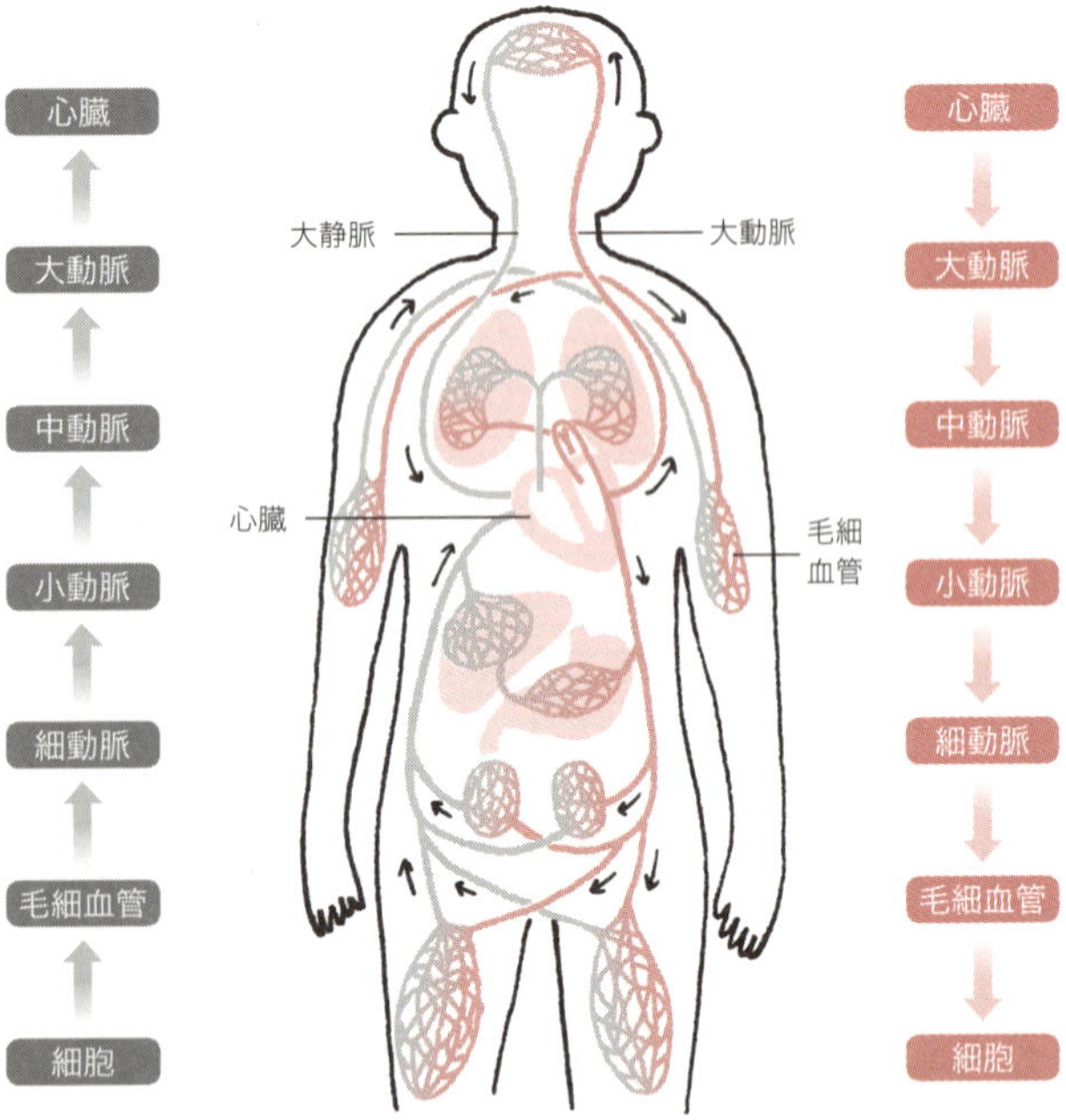

動脈は心臓から送り出される酸素や栄養素を毛細血管へ届ける血管。自律神経の司令により、細動脈にある筋肉の圧力で血管を収縮・拡張させ、血液を毛細血管に送り出す（72ページ参照）。毛細血管は、動脈から酸素や栄養素と引き換えに二酸化炭素や老廃物を回収し、静脈へ受け渡す。静脈は動脈のように血液を送る働きはせず、心臓より上にある血液は重力で、下にある血液は腕や足の筋肉のポンプ運動によって心臓へ戻す。心臓を出発した血液が体内をめぐって再び心臓に戻ってくるまでの時間は約20秒～１分。

1 酸素を届け、二酸化炭素を回収

呼吸によって吸い込まれた空気は肺に送られ、**肺の毛細血管で酸素と二酸化炭素のガス交換**が行われ、血液中に酸素が取り込まれます。酸素を乗せて運ぶのは赤血球に含まれるヘモグロビンです。血液の赤色はヘモグロビンの色で、心臓から全身に向かう動脈の血液は酸素を多く含むので赤色です。

一方、全身の細胞内ではミトコンドリアがエネルギーを生み出すときに呼吸するため、二酸化炭素が出されます。そこで、**細胞と血液との間でもガス交換**が行われますが、まさにその現場こそが全身に張りめぐらされた毛細血管です。全身の毛細血管では、血液中の酸素と、細胞の二酸化炭素の交換が行われます。そのため、心臓に戻っていく静脈の血液は二酸化炭素が多くなり、赤黒くなります。

2 栄養素を届け、老廃物を回収

私たちが食べたものは、そのままでは吸収されないため、消化管で細かい栄養素に分解されます。その**栄養素は胃腸の粘膜のひだに存在する毛細血管で血液中に取り込まれ、全身に**運ばれていきます。そして、全身の細胞の周囲にめぐらされた毛細血管を介して、栄養素が細胞へと届けられます。

一方、エネルギーをつくる過程で出てきた**老廃物は、毛細血管を介して血液中に回収され、肝臓や腎臓の毛細血管へ**運ばれます。そこで、ろ過された老廃物が尿や便になって排出されます。

3　免疫物質を派遣し、自ら援護

血液は病原菌など外敵の侵入を防ぐ白血球（リンパ球）などの免疫細胞も運んでいます。毛細血管はこれらの**免疫細胞を、感染した部位など必要な場所に派遣**し、ウィルスや細菌と闘わせる役目があります。

このとき、その戦場付近の毛細血管の**内皮細胞からも外敵に対抗するための成分が分泌**され、バトルに加勢し、体を感染や病気から守るために働きます。

4　ホルモンを運び情報伝達

ホルモンは血液に乗って、目的の場所に届けられ、体に必要な情報を伝達しています。たとえば、「もうすぐ生理が来ますよ」という情報は、血液に乗せて届けられた女性ホルモンを介して伝わります。その運搬役の主力を担っているのが毛細血管です。毛細血管は全身に網の目のように張りめぐらされているため、ホルモンをしかるべき受け取り場所にきちんと送り届けることができる、まさに**体の通信網**なのです。

5　体温調節

体温が一定に保たれているのも、毛細血管のおかげです。暑かったり、運動をしたりして体温が上がると、熱を外に出す必要があります。このとき、皮膚に近いところの毛細血管が拡張し、血流を多くすることによって皮膚の表面温度を上げます。すると毛穴や汗腺が開いて汗をかき、皮膚から熱が放出され、体内に熱がこもりません。

寒くて体が冷えたときは、皮膚に近いところの毛細血管が締まることで皮膚表面血液の流れを少なくし、皮膚表面の温度を低くして、体内の熱が放出しにくくなるようにします。

血管の拡張・収縮をコントロールしているのは自律神経です。3時限目（69ページ〜）で詳しく解説します。

Lecture 4

毛細血管は年とともに減っていく…

毛細血管は45歳から衰える

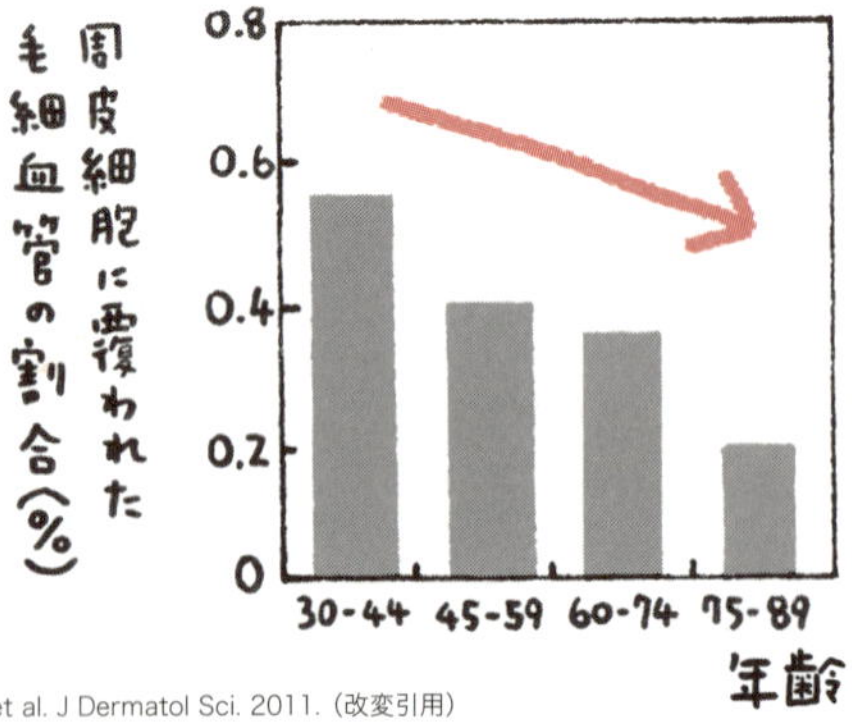

Kajiya K, et al. J Dermatol Sci. 2011.(改変引用)

周皮細胞に覆われた毛細血管は45歳からぐんと少なくなる。周皮細胞が完全にはがれてしまった毛細血管は空洞化して、ゴースト血管になり、脱落していく。

【健康な毛細血管】

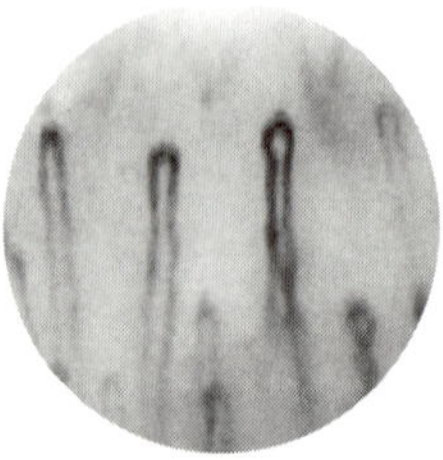

毛細血管が先端までまっすぐに伸びて、太さも均一。Uターンしてヘアピン状。

【ゴースト毛細血管】

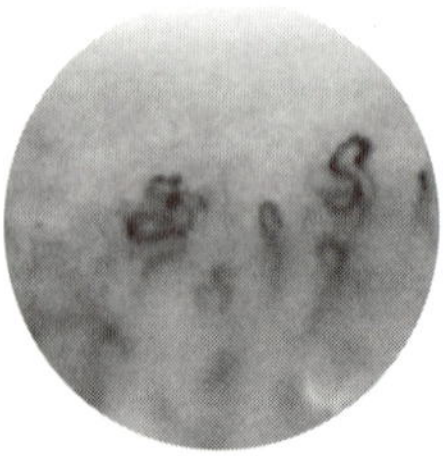

毛細血管の形が崩れ、不揃い。血流が乏しく一部は消え、退縮している。

写真協力/あっと株式会社血管美人

人の健康を左右する毛細血管ですが、残念ながら加齢とともに劣化します。毛細血管を構成する内皮細胞同士の隙間が必要以上に開いたり、内皮細胞と周皮細胞との接着面に隙間ができたりすることにより、栄養素や水分、老廃物などが過度に漏れ出る箇所が出ます。

生活習慣病も毛細血管の劣化を加速させます。高血圧や高血糖、脂質異常が続くと、血管の細胞が壊されたり毛細血管の内壁に汚れがたまったりすることで血管の弾力性が失われます。症状が進むとさらに血管内が狭くなって血管が詰まり、**管はあるのに血液が流れていないゴースト血管に**なります。**使われなくなった毛細血管はやがて脱落**していきます。

健康な毛細血管の内皮細胞は1000日くらいで新しい細胞に入れ替わるのですが、**40代くらいからは新陳代謝されることなく死んでいく細胞が徐々に増えていき、60代では毛細血管の数が4割も減る**といわれています。動脈や静脈は年を重ねても数は変わりませんが、毛細血管は加齢とともに減ってしまうのです。あとで述べますが、毛細血管の働きに大きな影響を与えている自律神経やホルモンの働きが乱れることも、毛細血管の老化に拍車をかけます。

毛細血管が劣化して数が減っていくと、太い血管の細胞にも酸素や栄養素が行き渡らず、不要な老廃物や水分が排泄されず体内にたまっていきます。その結果、動脈硬化も進み、重要臓器の新陳代謝が滞り、さまざまな不調や病気を招くことになります。

Lecture 5

不調の陰に毛細血管の劣化あり

加齢とともにチビてくる！ 胃粘膜の毛細血管

健康な胃粘膜

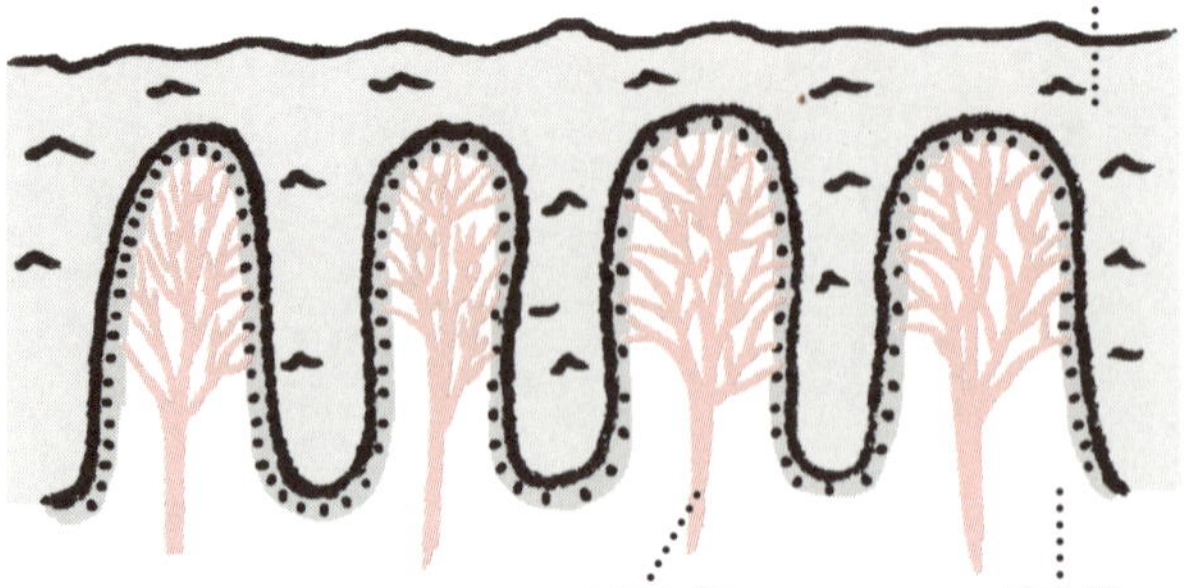

傷ついた胃粘膜

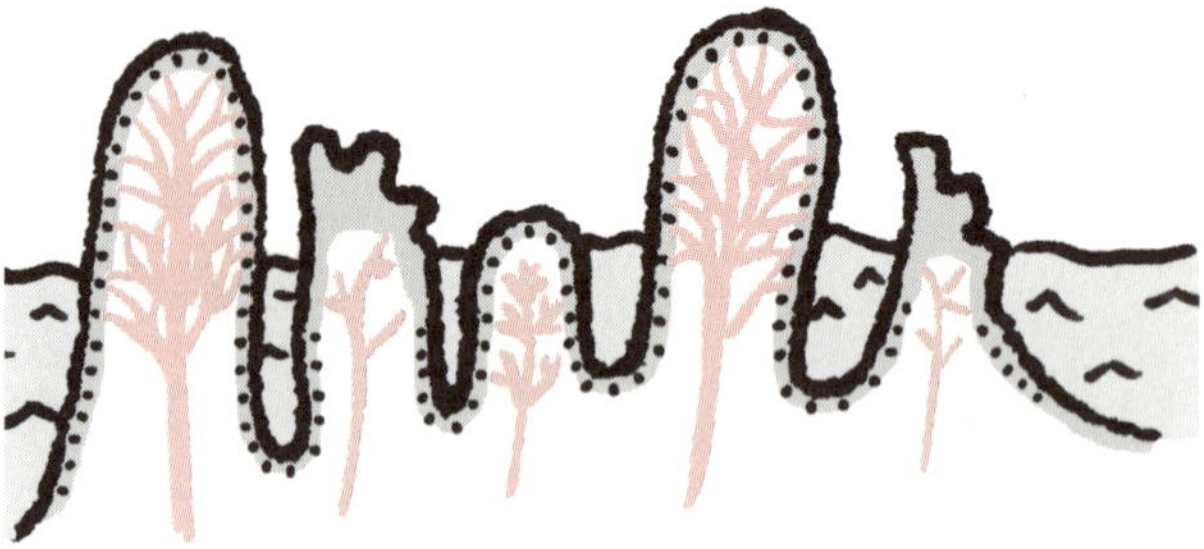

胃の内壁は粘膜のひだで覆われており、１日に約２ℓもの胃液を分泌している。健康な胃粘膜の細胞は１～２日でターンオーバーするが、年齢とともに新陳代謝が低下してくると、髪の毛が薄くなるように胃粘膜のひだもチビてきて、胃が消化吸収できる範囲が狭まる。

毛細血管が劣化して血流が悪くなったり、血管が詰まったりすると、その毛細血管が血液を届けている臓器の機能も次第に低下して、さまざまな不調や病気を招きます。

胃腸では…

40代に入ると、胃腸の不具合を訴える人が増えますが、これは胃腸の毛細血管の老化が影響している可能性が大いに考えられます。

栄養吸収のメイン会場である胃腸の粘膜は、微小なひだでびっしり覆われていますが、そのひとつひとつのひだで毛細血管が活躍しています。しかし、加齢やストレスで毛細血管の機能が低下すると、**胃腸粘膜のターンオーバーがうまくいかなくなってきます**。すると毛細血管もどんどん収縮して、脱落してしまうこともあるのです。

そうなると、胃腸での栄養や老廃物の受け渡しが滞ってしまい、胃腸粘膜の細胞も新陳代謝できないまま劣化していくため、ダブルの悪影響が出てきます。

胃の消化活動が落ちると、食べたものが長時間胃にとどまり、**胃もたれや胃腸炎、胃潰瘍**などを引き起こすこともあります。胃が弱れば腸も働きが低下し**便秘や下痢がちに**。慢性化すると大腸に腐敗物やガスが滞留して、腸管の粘膜を通じて老廃物が全身をめぐり、**頭痛、肩こり、倦怠感などの体調不良**や、**シミや肌あれなど肌トラブル**にもつながります。

また、小腸の絨毛《じゅうもう》には免疫細胞が入り組んでいるため、免疫機能も低下します。

脳では…

全身の血液量の15％を必要とする脳には、毛細血管がたくさん張りめぐらされていますが、50～60代の脳をCTの画像で見ると、たいてい微細な血管が少しずつ詰まっています。

脳の毛細血管が詰まることにより、**微小な脳梗塞**が起こり**壊死**《えし》**してしまう脳細胞**が出てきます。詰まった血管の場所や程度にもよりますが、**記憶力の低下や認知症**を招くこともわかってきています。

腎臓では…

腎臓の内部にはたくさんの毛細血管が集まっているため、腎機能は毛細血管の状態に大きく左右されます。とくに、腎臓は塩分と水分の排出量をコントロールすることによって血圧を調整しているうえに、血圧にかかわるホルモンも分泌しているので、腎臓の毛細血管の働きが悪くなれば必然的に高血圧を引き起こします。**日本人の高血圧の9割が原因不明の本態性高血圧ですが、そこには全身の毛細血管の減少が少なからず関係**していると思われます。

とくに、糖尿病の三大合併症である腎障害、網膜症、神経障害は、毛細血管が密接にかかわっています。糖尿病は高血糖による毛細血管レベルの代謝障害だということは意外に理解されていないので、のちほど根来研究室①でじっくり解説します（44ページ～）。

リンパでは…

動脈側の毛細血管で漏れ出た血液中の水分（血漿《けっしょう》）のほとんどは、浸透圧の働きで静脈側の毛細血管で回収されます。静脈で回収できなかった水はリンパ液として、静脈に並走しているリンパ管で回収されます。毛細血管の劣化で漏れがひどくなると、リンパ液が増えすぎて、余分な水分や老廃物がリンパ管の中で滞り、**むくみ**やすくなります。

また、リンパ液に含まれるリンパ球には病原菌などを撃退する働きがありますが、リンパの流れが悪くなると、全身の免疫機能の低下を招き、**風邪を引きやすくなったり、花粉症などのアレルギー症状が出やすくなります**（42～43ページ参照）。

そのほか、筋肉や靭帯・軟骨への毛細血管の血流不足は**肩こりや腰痛**を、子宮や卵巣、生殖器の毛細血管の衰えは**月経痛や更年期障害、性交痛、ＥＤ**につながります。

Q

毛細血管の衰えは自覚できる?

A

粘膜が弱くなり、乾きやすくなります。

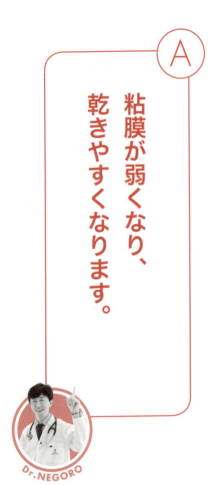

毛細血管は一部が壊れても、周辺にある別の毛細血管が発達してサポートするため、すぐには致命傷にならずその衰えは気づきにくいもの。しかし劣化が進んで血管の再生が滞るようになると、全身に張りめぐらされているだけにさまざまな場所で不調が現れます。

典型的なのは粘膜です。目、鼻、口、のど、胃、腸、膀胱、子宮、膣、肛門など体のあらゆる部位にある粘膜には、毛細血管が発達しています。**粘膜がいつもウェットに保たれているのは、毛細血管が水分を運んできてくれているから**なんです。

ところが、毛細血管が衰えてくると、毛細血管を介した粘膜への水分補給が低下し、粘膜が水分不足に陥り、その部位が乾燥してきます。

ほかにも、ドライアイ、充血、目ヤニの増加、鼻炎、鼻血が出やすい、気管支炎、風邪を引きやすい、口内炎、歯肉炎、胃もたれ、胃炎、下痢、便秘、膀胱炎、膣炎、性交痛、痔など。バラバラの場所で起こるのでまったく別物のように思えますが、これらはすべて毛細血管の衰えが影響している可能性があるわけです。

また、健康な粘膜は細菌やウィルスなどが体内に侵入するのを防ぐ働きがあり、粘膜が不健康な状態に陥れば、当然免疫力は低下します。粘膜を強くすることは病気に負けない体を手に入れることにつながり、その鍵は毛細血管が握っているのです。

Q

毛細血管が劣化すると、見た目にも影響する？

A

シミ、シワ、たるみ、薄毛に白髪…。見た目も老けます。

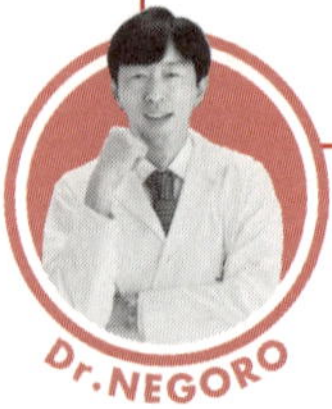

毛細血管はすべての臓器の血管の最終目的地点ともいえますが、**皮膚は体のいちばん外側にあるため毛細血管の状態がダイレクトに反映**されます。まさに「肌は内臓の鏡」です。

皮膚は表皮と真皮の二層構造になっています。表皮は肌を防御するカバーのようなもの。表皮の基底層という部分では日々新しい細胞がつくられ、成長しながら皮膚の表面のほうへと移動していき、角質層まで移動した細胞は、垢《あか》となってはがれ落ちます。このように次々と細胞が新しく生まれ変わることを「ターンオーバー」といいます。皮膚は約1カ月のサイクルで再生され、みずみずしい肌が保たれているのです。

このターンオーバーを支えるのが、表皮の下にある真皮層の毛細血管。ここが衰えて血流が悪くなると、酸素や栄養が新しい細胞をつくる真皮の現場にまで届かず、表皮細胞の新陳代謝が鈍くなり、**肌に古い角質がはりついて肌表面がこわばってきます**。当然、真皮でつくられているコラーゲンやエラスチンなど、皮膚を支える線維組織にも十分な栄養が行かなくなるため、シミ、シワ、たるみ、くすみなど、肌の劣化が進みます。意外なところでは**耳たぶにもシワ**が寄るんですよ。これは耳たぶに毛細血管が集中しているためです。

頭皮も皮膚の一部ですから、頭皮の毛細血管が劣化して血流が悪くなると、毛母細胞に栄養素が行き渡らず、髪のパサつき、フケ、抜け毛、白髪、薄毛など地肌や髪の老化が進みます。また、爪も色が悪くなったり、表面がボコボコしたり、割れやすくなります。

Q

見た目が若い人は血管も若い？

A

年を重ねても若々しい人は血管も若いです。

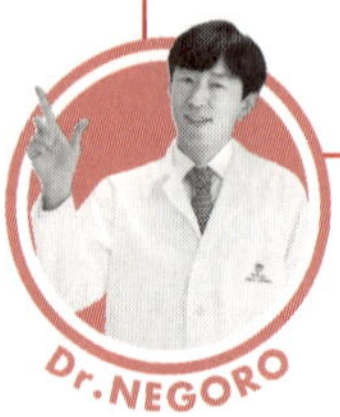

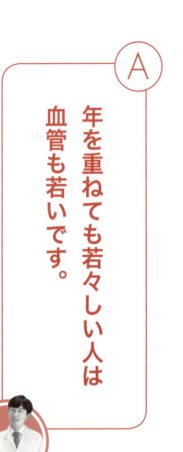

外見の若さは、血管の若さに比例するのは間違いないと思います。

実際に、100歳を超えて元気で若々しい方たちの血管を検査したことがあるのですが、毛細血管の数が安定していて、全身にバランスよく張りめぐらされており、毛細血管の上流に位置する動脈も弾力があって、実に若々しい血管でした。

一方、実年齢より老けて見える人は、血管年齢も高い傾向にあります。**血管が老けているのに、見た目は若いということはあり得ません**。実年齢は45歳なのに、血管年齢は70代といったケースも珍しくないのですが、やはり見た目も老けた印象でした。

一般的に「血管年齢」は、動脈の硬さによって推定されます。音波によって血液の流れる速度を測定し、腕と足首の血圧比によって血管の内腔の状態を診断。同性同年齢の平均値と比較して血管年齢を割り出します。最新の検査法はCAVI（キャビィ）検査といって、仰向けに寝た状態で両腕・両足首の血圧と脈波を測定。5分程度で終わる簡単な検査です。血管・血液外来をもつ医療機関やアンチエイジングクリニックなどで受けられます。

毛細血管の検査については、最近、手の指先で毛細血管の血流を観察できる簡単な装置ができて、人間ドックなどでも取り入れるところが出てきています。画像で毛細血管の様子が観察できることは非常に興味深く、今後、実際の医療現場にも取り入れられていくものと考えられます。

Q

40代から毛細血管の数が減るそうですが、若ければ平気？

A

暮らし方次第で、若くても劣化します。

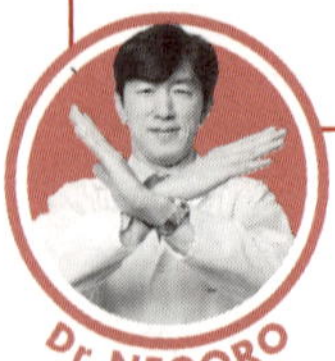

最近では、若くても毛細血管が老けている人が増えてきていて、動脈などの太い血管は若さが保たれているのに、毛細血管がもろくなってゴースト化していることがあります。

その背景には生活習慣の乱れがあります。ファストフードや極端なダイエットで食事が偏っていたり、夜遅くまでスマホを使用して睡眠不足だったり。そんな不規則な生活を続けていると、体内時計がずれて、自律神経やホルモンのバランスが乱れ、**体は慢性的な時差ぼけ状態に**。当然、毛細血管にも悪影響を及ぼし、さらなる体調不良を引き起こします。

10代、20代の成長過程であれば、成長が頭打ちになる可能性があります。日頃の症状では、常にだるい、寝て起きても疲労感が抜けないなど、体がシャンとせず、**若いのに老人のような**感じです。メンタル的にも緊張しやすく、**些細なことでもストレスに感じてしまい、不登校や出社拒否といった負のスパイラルに**陥ることもあります。

30代になると老化の加速につながります。細胞に栄養が行き渡らないためメンテナンスが滞り、各臓器の働きが落ちて胃もたれや便秘といった不調が起きたり、風邪やインフルエンザといった感染症にかかるなど、具体的な病気に結びつきやすくなるのです。

若いうちは自律神経やホルモンの力にも余力があるため比較的早く回復でき、すぐに大きなトラブルになることは少ないですが、侮っているとそのツケは必ず回ってきます。体も心も健やかに生きていくために、若いときから毛細血管に意識を向けてほしいですね。

Q

毛細血管が減ったら、
免疫も落ちる？

A

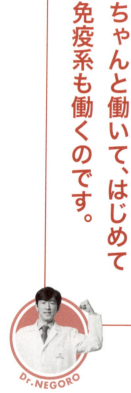

毛細血管が
ちゃんと働いて、はじめて
免疫系も働くのです。

毛細血管の血流が悪くなると、免疫力が低下し、病気にかかりやすくなります。

ちなみに免疫を担う細胞は血液中にある白血球です。**白血球は毛細血管に乗って全身をパトロール**し、体内に細菌やウィルスなどの異物が侵入してきたら、血管内外でバトルを繰り広げるのです。毛細血管を形成している内皮細胞も、異物が入ってきたとき、それに対応するための物質を出して、白血球と連携して異物を除去するために闘います。

さらに、毛細血管中を流れるリンパ球は、外界からの異物のみならず、がん細胞もパトロールしています。毛細血管がしっかり張りめぐらされ、機能することで、万が一、全身のどこかでがん細胞が発生しても、それを早期に発見し撃退することができます。

ですから、毛細血管の数が減ったり、機能が衰えると、異物が侵入してもその戦場となる舞台に免疫細胞が行き渡らなくなってしまう。結果、ウィルスや細菌、がん細胞までも抑えられず、病気を呼び込むことになるわけです。

また、リンパは老廃物を体から排出し、病原菌から体を守ってくれる免疫の要ですが、**毛細血管にダメージがあると、リンパの流れも連動して悪くなり、働きが落ちて免疫低下**につながります。

風邪を引きやすい人は、何らかの原因で毛細血管の働きが鈍くなり、免疫が落ちている可能性があるので要注意です。

糖尿病は毛細血管の病気です

毛細血管は、成人の病気のほぼすべてに関係しています。その代表的な疾患が糖尿病。あまり知られていませんが、糖尿病は毛細血管の病気なのです。

糖尿病は、膵臓《すいぞう》から分泌される「インスリン」というホルモンの量が不足したり、働きが悪くなったりして起こります。インスリンは、食事から得たブドウ糖を全身の細胞に取り込んで活用させる際に必要なのですが、その作用が低下すると、血液中のブドウ糖が細胞に取り込まれなくなり、高血糖の状態が続きます。

高血糖の状態が長く続くということは、全身の毛細血管を流れる血液中の糖の濃度が高いままであるということです。全身の毛細血管において**糖がうまく代謝されず、毛細血管の内皮細胞が傷つき、それが進んで全身のさまざまな臓器での毛細血管がだんだん朽ちていく…**、というのが糖尿病の病態の本質です。

糖尿病の怖いところは、自覚症状がないまま進行していくところ。体内では血糖がコントロールできないという非常事態に陥っているにもかかわらず、無自覚にそれまでと変わらない食生活を続けて、無意識のうちに高血糖状態が続いているケースが非常に多いです。そのため、知らず知らずのうちに全身の毛細血管に莫大な負担をかけてしまい、あらゆる臓器がじわじわと蝕まれていくのです。

その成れの果てが、腎障害、網膜症、神経障害の三大合併症です。それぞれ違う臓器に発症しているので、医師でさえもまったく別物に考えてしまいがちなのですが、実はすべて「毛細血管」というひとつのキーワードでつながっています。

糖尿病腎障害

腎臓では、毛細血管が絡み合った糸球体と呼ばれるかたまりが血液をろ過し、老廃物を尿として排泄しています。ところが、糖尿病で高血糖の状態が続くと糸球体の毛細血管が傷ついて、ろ過機能がきちんと働かず、正常な尿がつくれなくなってしまいます。**体に必要なものまで漏れ出たり、血液中に老廃物がたまったままになり、さまざまな腎障害を招くのです。**近年では、糖尿病から腎不全になり、透析を受けている患者さんが非常に増えています。

糖尿病網膜症

網膜は目の奥にある薄い膜で、光や色を感じる神経細胞がびっしり詰まっていて、その中に無数の毛細血管が張りめぐらされています。

高血糖が続くと、網膜の毛細血管が少しずつ傷つけられ、変形したり詰まったり、出血を起こすように。すると**網膜に酸素が行き渡らず酸欠状態に陥り、毛細血管レベルでじわじわと網膜が冒されていきます**。初期には症状が出ず、飛蚊症《ひぶんしょう》（蚊のような小さな虫が飛んでいるように見える）や視力低下を自覚する頃にはかなり症状が進行しています。大人になってからの失明の大きな原因にもなっています。

糖尿病神経障害

糖尿病合併症の中でも、もっとも頻度が高く、いちばん早く現れるのが神経障害です。

全身に張りめぐらされている末梢神経は、網目のように絡んで並走している毛細血管から栄養素や酸素を受け取っています。高血糖で毛細血管がダメージを受け続けると、**末梢神経が栄養や酸素の不足でボロボロに**傷んできます。

最初は、足や手にピリピリ、じんじんといった痛みやしびれが出てきます。さらに進むと、虫が這っているような知覚異常や、筋肉に力が入りづらくなったり、自律神経に障害が出て立ちくらみや胃腸障害など全身にさまざまな不具合が起きてきます。

また、感覚自体が鈍くなり、気づかぬうちにできた傷から細菌に感染して細胞が壊死してしまい、壊疽《えそ》で切断を余儀なくされる場合もあります。

糖尿病の予防と治療には、毛細血管について理解したうえで、生活習慣を見直すことが不可欠です。**すでに糖尿病になっている人でも、生活習慣を改善し、必要なら薬**

やインスリンをうまく使いながら血糖コントロールを行い、全身の毛細血管を守ることによって症状悪化や合併症の発症を抑えることが可能なのです。しかしながら、現段階では、毛細血管という観点から適切な指導がされないまま、症状を悪化させてしまっているケースも少なくありません。糖尿病だけではありません。糖尿病の三大合併症のように、症状に顕著に現れなくても、同レベルの毛細血管トラブルは脳の血管や胃腸の粘膜、肌や頭皮など、全身のいろいろなところで起こりえます。

毛細血管のトラブルは、動脈で起こる病気のように、すぐに命の危険に直結することはないのですが、いつの間にか病気の火種が全身に広がっていて、おかしいなと気づいたときは、すでに症状がかなり悪化していることが少なくありません。小さなトラブルの日々の積み重ねの結果、ある日突然、想像もしていなかった大きな障害に陥ることがある、ということです。

だからこそ、何かしらの症状が起こる前に、毛細血管についての知識を身につけて、自分自身で対策を立てておくことが大切なのです。毛細血管ケアについては、4時限目（85ページ〜）でしっかりお伝えしていきます。

2時限目

毛細血管が若返る
アンチエイジング・ホルモン

Lecture 6

血管を修復・再生する「成長ホルモン」

成長ホルモンの出方は眠りの深さに左右される

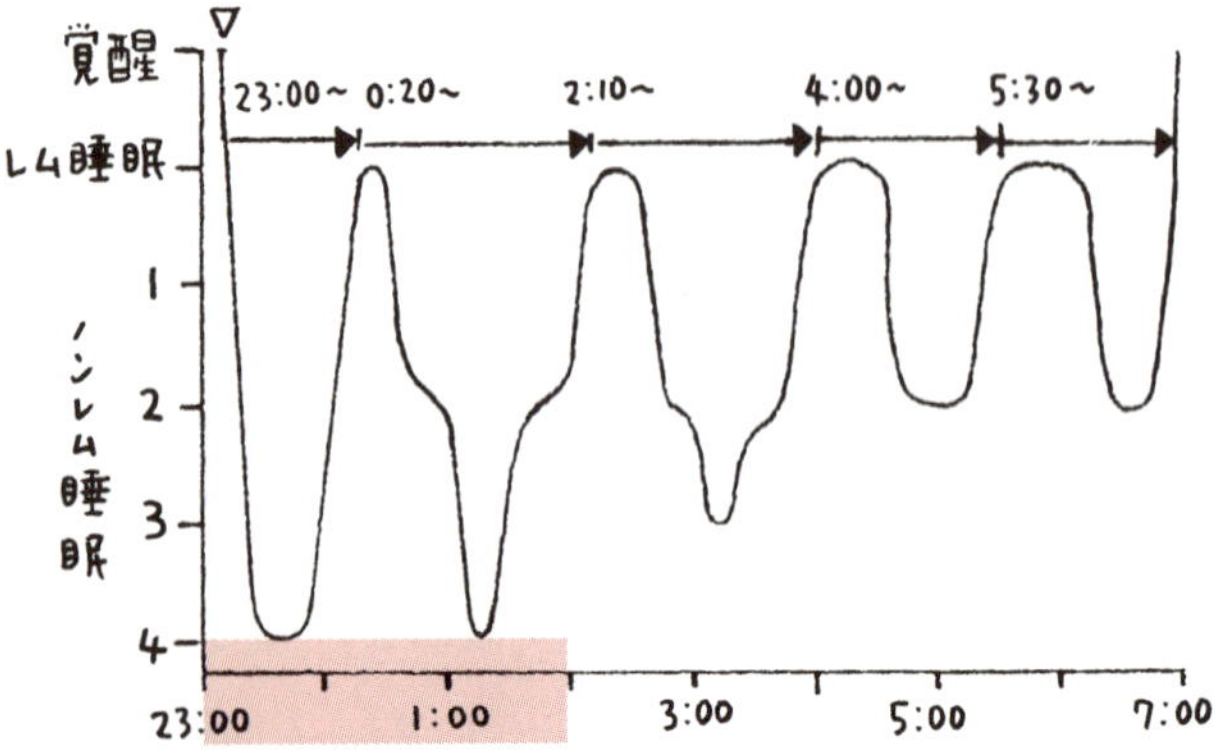

成長ホルモンがもっとも分泌される時間

睡眠はレム睡眠(浅い眠り)とノンレム睡眠(深い眠り)を90分周期で繰り返す。成長ホルモンは1・2回目のノンレム睡眠時の約3時間にもっとも分泌され、残りの4時間で毛細血管によって全身に運ばれ、体を修復する。

日々ダメージを受ける毛細血管の修復に必要なのは栄養、酸素、そしてホルモンです。ホルモンは全身をかけめぐり、体がうまく機能するようにサポートしている化学物質。体内で日夜生み出され、実に100種類以上もあります。

中でも血管の健康維持に不可欠で、全身の老化予防に大きな働きをするのが「成長ホルモン」です。**成長ホルモンは若さを保つ「アンチエイジング・ホルモン」の代表格**。成長期には筋肉や骨など体の組織を成長させ、大人になってからは全身の細胞を修復して新陳代謝を活性化し、免疫力をも強化する万能ホルモンです。1日の分泌量の約70%が睡眠中に分泌され、もっとも深い眠りが訪れる、**寝入りばなの3時間にピーク**を迎えます。つまり、毛細血管は夜、ぐっすり眠っている間にメンテナンスされ、若返っているのです。

では3時間眠ればOKかといえば、答えはNO。睡眠時間が短いと、せっかく成長ホルモンが分泌されても、傷ついた細胞を修復させるために毛細血管が全身に運ぶ時間がありません。それでは**宝の持ち腐れ**になってしまいます。

長寿な人の睡眠時間を調べると7時間睡眠がもっとも多く、それより短くても長くても、心臓病の発症率や死亡率が高くなるというデータがあります。長生きの秘訣は、全身の毛細血管をゆるめて、成長ホルモンの通路を確保したうえで、**7時間睡眠をとり、夜間に成長ホルモンを遺憾なく発揮させる**ことにあるのです（90～91ページ参照）。

Lecture 7

血管のサビをとる「メラトニン」

二大アンチエイジング・
ホルモンを同時に得るには？

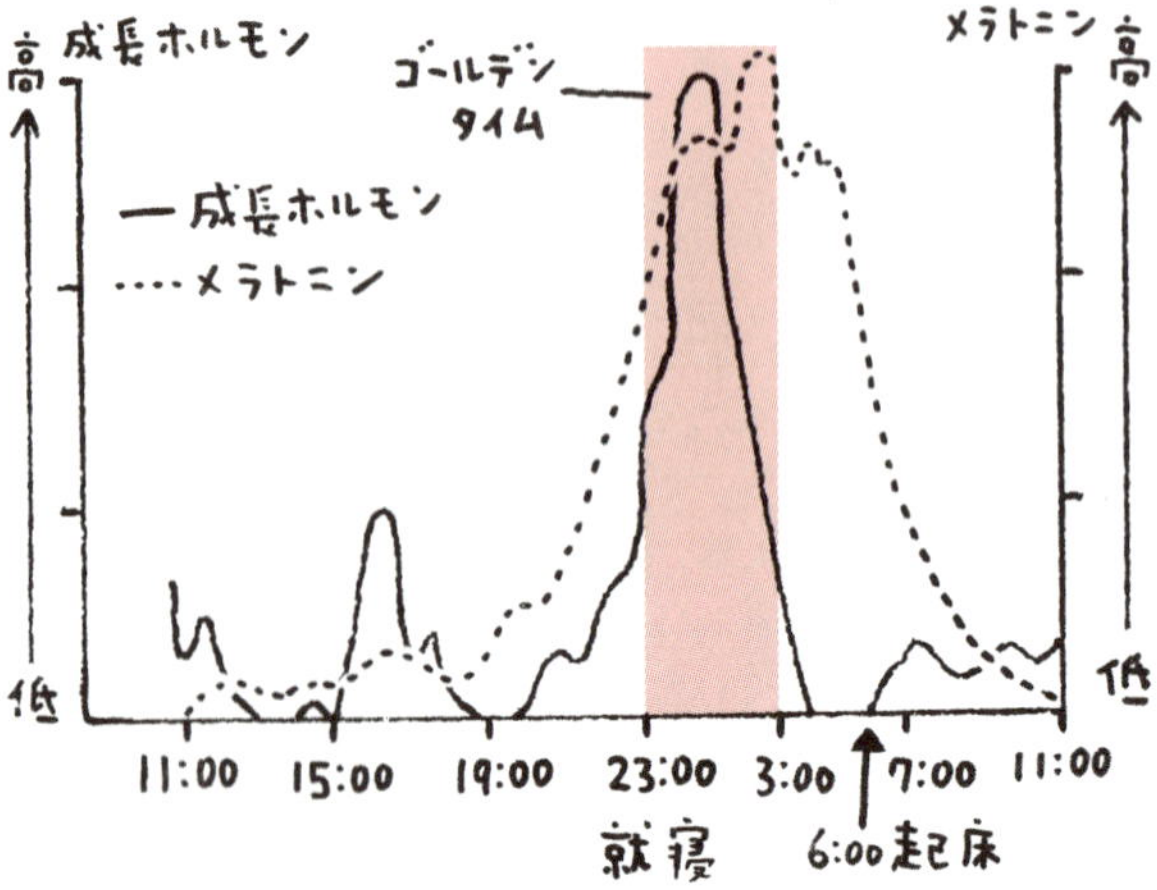

成長ホルモンとメラトニンの１日の分泌サイクル。朝６時に起き23時に眠ると、メラトニンと成長ホルモンが同時に分泌されるゴールデンタイムが迎えられ、深い眠りが続き、体の修復も促進される。夜型の人は、メラトニン分泌のタイミングを後ろにずらさないために起きる時間を朝の６～７時と定め、就寝時刻を早める努力を（92ページ参照）。

睡眠中、成長ホルモンと同時に働かせたいのが「メラトニン」です。**メラトニンは自然な眠りへと誘う「睡眠ホルモン」**としてお馴染みですが、成長ホルモンと同じ時間帯に分泌されると、相乗効果で成長ホルモンの分泌を促進します。また、現在発見されている抗酸化物質の中でも、**もっとも強い抗酸化作用を持つアンチエイジング・ホルモン**なのです。

生きて活動している限り、体中の細胞は酸化していきます。酸化の元凶は「フリーラジカル」(58〜59ページ参照)。体をサビつかせ、老化の引き金となる物質です。毛細血管をつくっている内皮細胞もフリーラジカルによって酸化し、ダメージを受け、劣化していきます。血液中のコレステロールが酸化すると、傷ついた内皮細胞に侵入してコブのように蓄積。動脈硬化を引き起こし、高血圧や脳血管障害、心血管系障害など命にかかわる病気を招くことも。酸化したコレステロールは、毛細血管にも詰まって機能を損います。

そこで重要なのがメラトニンです。私たちはフリーラジカルに対抗できる最強の抗酸化物質を、自身の体内でつくり出すことができるのです。メラトニンは、**朝日を浴びて15〜16時間後に分泌が始まり、そこから数時間でピーク**を迎えます。朝6時に起床すれば、21時頃にはメラトニンの分泌が始まり、次第に眠気が増してきます。そのまま23時に眠りにつけば、午前1時頃メラトニンと成長ホルモンのピークが重なり合う。この時間帯こそが、二大アンチエイジング・ホルモンを生み出すことのできるゴールデンタイムとなります。

Lecture 8

メラトニンのスイッチは体内時計

体内時計は眉間の奥にあり！

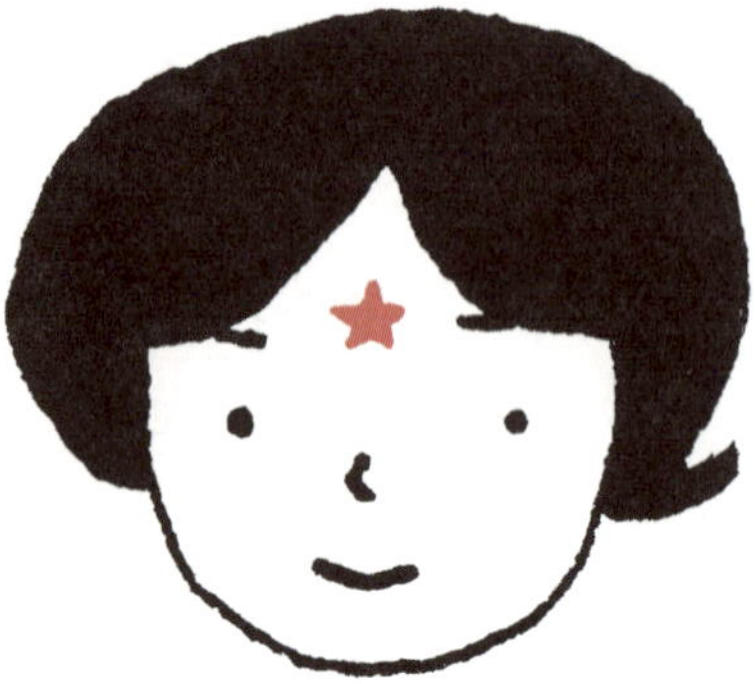

★視交叉《しこうさ》上核《じょうかく》

体内時計の中枢がある脳の視交叉上核は眉間の奥のほうにある。左右の視神経が交差するあたりに位置し、約１万個の神経細胞でできている。光の情報が目の奥を通って、視交叉上核から、脳の内分泌器である松果体《しょうかたい》へと伝わると、メラトニンの分泌がストップし、同時に15〜16時間後に開始するようセットされる。

メラトニンの分泌は「体内時計」によって制御されています。近年、遺伝子レベルでの解明が急速に進み、**体内時計の中枢は脳の「視交叉上核」**にあり、さらに、**全身の細胞ひとつひとつに体内時計をコントロールする「時計遺伝子」**があることがわかりました。オーケストラにたとえると、視交叉上核には指揮者に当たる「親時計」があり、全身の細胞にメンバーである「子時計」があって、2つが連動して体内時計が成り立っているのです。

体内時計がつくり出す人間の生体リズムは、長い間1日約25時間とされてきましたが、僕のハーバードの同僚であるチャールズ・サイズラー教授の研究によって、**24時間11分**であることが明らかになっています。この11分のズレをリセットするのが、朝の太陽の光。朝の光が目から入って視交叉上核に届くと親時計がリセットされ、夜間出ていたメラトニンがストップ。同時に、自律神経を通じて全身の細胞にある子時計にシグナルが送られ、毛細血管は収縮し、体が覚醒モードに入るという素晴らしい仕組みです。

時計遺伝子は「時計タンパク」というタンパク質を生み出し、それを規則的に増やしたり減らしたりすることによって体内の時を刻んでいます。この**時計タンパクの増減するリズムは、食事や体を動かすことに影響を受ける**ので、食事のタイミングや運動、習慣的な動作も子時計を調整するスイッチとなります（112、120～121ページ参照）。

Lecture 9

まだまだある！ 血管を助けるアンチエイジング・ホルモン

ストレスホルモン「コルチゾール」

交感神経を優位にする働きがあり、通常、体内時計に従い午前3時頃から明け方にかけて多く分泌され、朝に向けて覚醒をもたらします。同時に脂肪を燃焼させる作用があることから**「ダイエットホルモン」**とも呼ばれ、**質のよい眠りでコルチゾールが適度に増えると、眠っている間に太りにくい体に**なるのです。また、体内の炎症を鎮める働きもありますが、一方でストレスがかかったときにも分泌され、血圧や血糖値を上げて対抗してくれますが、ストレスが過剰になるとコルチゾールの大量分泌により、高血圧、高血糖、胃潰瘍、脳の海馬《かいば》の萎縮など負の作用を及ぼします。当然、毛細血管もダメージを受けます。

動脈硬化を予防する「プロスタグランジンD2」

プロスタグランジンD2は脳を守るクモ膜と脊髄液をつくる脈絡叢《みゃくらくそう》でつくられるホルモンで、僕の研究テーマのひとつです。脊髄液に乗って脳内を巡回し、ノンレム睡眠をもたらします。動脈硬化を引き起こす「誘導型一酸化窒素合成酵素」や血管収縮物質を抑制するなど、**動脈硬化の原因物質を減らす**作用があることがわかっています。それは毛細血管を保護することにもなります。

性ホルモンの親玉「DHEA」

エストロゲンやテストステロンなど50種以上の性ホルモンの元になるホルモンの親玉。性ホルモンの供給、血管や筋肉の維持などに働く若さを保つホルモンです。閉経後も副腎で少量ながらつくられます。その際、原料となるのが脂肪。そう、**適度な脂肪は必要**なのです。また、過剰なストレスによってストレスホルモンのコルチゾールが大量分泌されると、若さを保つために必要なDHEAが浪費されます。日米の研究では**DHEAが高いほど寿命が長い**という統計も。DHEAはある程度の筋肉をつけると増やすことができます。

ハッピーホルモン「セロトニン」

脳の神経細胞を活性化し元気にする働きをもつことから「ハッピーホルモン」と呼ばれます。不足すると精神的ダメージを受けやすく、うつ病の治療ではセロトニンが疑似的に増える薬が使われます。また**セロトニンはメラトニンの原料**です。夜、メラトニンを十分に分泌させるには、日中セロトニンをたくさん分泌させることが不可欠。セロトニンは、朝、太陽の光を浴びて、日中活発に活動することで活性化します。とくに日中のリズム運動と腹式呼吸が有効です（107、164〜165ページ参照）。

Q

「フリーラジカル」はどうしてできる？

A

過剰にエネルギーを使ったり、悪いものが入ってきたときに発生します。

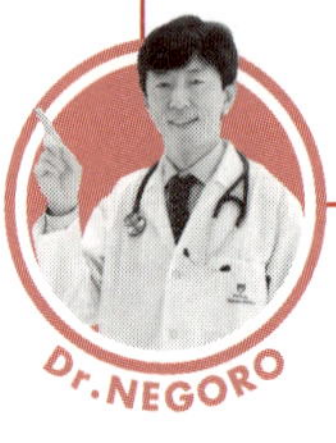

体の細胞内にある小器官・ミトコンドリアは、酸素や栄養素を使ってエネルギーを生み出しながら、同時にフリーラジカルを発生させています。フリーラジカルは基本的には体内に入ったウィルスや細菌を攻撃するよい働きをしてくれるのですが、**過剰に増えると暴走**を開始。細胞膜を攻撃し、その主成分である脂質を酸化してしまいます。その結果、細胞の機能を低下させたり、細胞内に入り込んで遺伝子を攻撃し、がん化させてしまうこともあるのです。当然、毛細血管を破壊してしまう可能性があります。

全身の細胞で発生し、体を酸化させてしまうフリーラジカルは、**加齢とともに増えて老化を加速**させます。さらに、**激しい運動、過食や過度な飲酒、強いストレス、ウィルスに感染したとき**など、大量のエネルギーを必要とするときには、ミトコンドリアがフル稼働するため、フリーラジカルも大量発生します。また、**喫煙、紫外線、大気汚染、食品添加物**などの外的要因によっても発生します。

フリーラジカルを減らすには、普段の暮らしの中でこれらのリスクファクターをできるだけ回避して、アンチエイジング・ホルモンの分泌を促すのがポイント。それは全身の毛細血管を健全に保つことにもつながります。

Q

どうすればアンチエイジング・ホルモンをたくさん出せる?

A

睡眠を整えれば、アンチエイジング・ホルモンの稼働率も上がります。

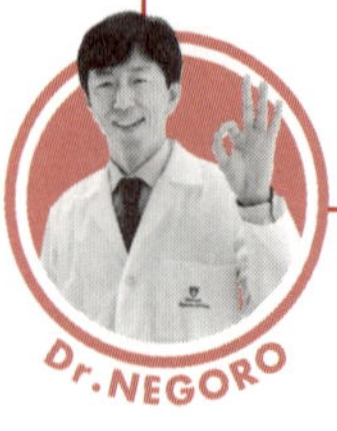

残念ながら、**多くのホルモンは20歳から減り始め、あとは減る一方**です。**40代では20代の半分、60代では4分の1にまで減って**しまいます。分泌が減るうえに、ホルモンを体の各所に送り届けるルートである毛細血管も老化していくため、ホルモンバランスはさらに悪化。老化に拍車がかかり、さまざまな不調や病気を招きます。アンチエイジング・ホルモンも例外ではありません。加齢とともに眠りが浅くなったり、抵抗力が落ちていくのは、成長ホルモンやメラトニンの分泌が減っている影響が大きいのです。

毛細血管を若々しく保ち、限られたホルモンを有効活用するためのポイントは、なんといっても睡眠です。私たちの体は睡眠中にも休息をとっているだけでなく、積極的にメンテナンスも行っています。**睡眠中の体の中は「再生工場」**なんです。この工場では体の修復や再生のために、成長ホルモンやメラトニンなど、さまざまなアンチエイジング・ホルモンが働いています。ですから、工場の環境、すなわち睡眠を整えることが、アンチエイジング・ホルモンの稼働率を上げて、その効果を最大限に引き出すことにつながります。

レクチャー7（52〜53ページ）でも説明した通り、メラトニンが体内時計によってコントロールされてしっかり分泌され、深い睡眠が得られれば、成長ホルモンもたっぷり分泌されます。つまり、できるだけ体内時計を乱さない規則正しい生活習慣を心がけることで、アンチエイジング・ホルモンをたくさん出すことができるのです。

Q

ホルモンが減ったら
薬やサプリで補えばよいのでは？

A

外から大量に入れると、
自力での分泌を低下させます。

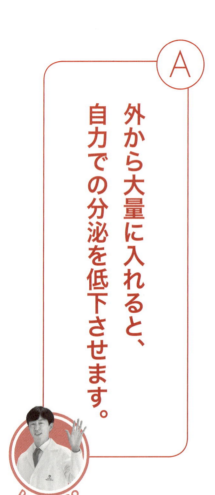

ホルモンは単体で働いているわけではなくて、あるホルモンが他のホルモンに影響を与え、そのホルモンはまた別のホルモンに影響を与えるといった具合に、複合的に機能しています。ですから、**あるホルモンを増強したいからといって、薬やサプリメントで補充しても、ホルモン全体のバランスを崩してしまうリスクも大きく**なります。

アメリカでは女性ホルモンのＨＲＴ（ホルモン補充療法）を継続したとき、乳がんの発症率が上がったとの報告もあります。また、**ホルモン剤を常用すると、止めたあと、少なからずリバウンドがある**という報告も。体が「ホルモンが潤沢にあるんだ」と解釈して、本来の分泌が減ってしまうのです。

メラトニンのサプリはアメリカでもポピュラーですし、睡眠薬のような副作用は少ないので、時差ぼけや一時的な不眠に1週間程度使うには有効です。ただし、本来のメラトニン生成を抑制したり、**サプリに含まれるつなぎや保存料が肝臓に負荷をかける可能性もある**ので、長期的な使用はすすめません。薬やサプリを使用する際は、ホルモン全体の流れを考えてくれる医師のもとで、期間限定で慎重にしたほうがいいでしょう。

それ以前に、ホルモンバランスを乱すような暮らしをしていないか見直すことが肝心。そのうえで自分自身のホルモン力を最大限に引き出す生活術を身につければ、自らつくり出すホルモンによって不要な老化や病気を防ぎ、実年齢より若々しく健康でいられます。

ホルモン分泌量は脳がコントロールする

ホルモンの司令塔は間脳《かんのう》にある視床下部です。視床下部は血液中のホルモン濃度を常に監視して、ホルモンを必要とする事態が発生すると、すぐ下にある脳下垂体を刺激し、ホルモン分泌を促します。

脳下垂体は、甲状腺、副腎皮質、卵巣などの特定の器官に指令を伝え、ホルモンが分泌されます。ホルモンの量が過剰になると、「多すぎる」との情報が視床下部や脳下垂体にフィードバックされ、分泌を抑制。こうしてホルモン濃度は正常に保たれているのです。

女性ホルモンを例にとってみましょう。血液中の女性ホルモン濃度が不足しているという情報を視床下部がキャッチすると、脳下垂体から性腺刺激ホルモンを分泌。その刺激によって、卵巣から女性ホルモンが分泌されます。

女性ホルモンの分泌が過多になると、血液中の女性ホルモン濃度が上がり、脳が性腺刺激ホルモンの分泌を抑制。逆に、女性ホルモンの分泌が少ない場合は、脳が卵巣に「足りない！」とホルモン分泌を催促します。このフィードバックシステムにより、毎月の月経周期が繰り返されるわけです。

更年期になってエストロゲンの分泌が急激に減ってくると、脳は「もっと出せ」という指令を卵巣に出し続けます。しかし、機能が低下した更年期の卵巣はそれに応えられないという事態が起こり、**脳がパニック状態に**陥ります。

ホルモン分泌の中枢である脳の視床下部は、自律神経をもコントロールしているため、自律神経のバランスまで乱れてきます。そのせいで、のぼせ、動悸、発汗、めまい、イライラ、落ち込みといった更年期の不定愁訴を引き起こしてしまいます。つまり**更年期症状は、ホルモン分泌低下をきっかけとした自律神経失調症状**なのです。

3時限目（69ページ〜）で解説しますが、自律神経は血管を支配し、血流をコントロールしているので、**自律神経のバランスが乱れれば、毛細血管の働きも悪くなり、さまざまなホルモンが全身に行き渡らなくなるという悪循環に**陥ってしまいます。

男性の場合、男性ホルモンのテストステロンは比較的なだらかに減少するので、女性ほど急激な心身の変化はありません。しかし、60歳前後になって、職場や家庭でさまざまな問題が降りかかってくると要注意。ストレスが引き金になって自律神経のバランスが取れなくなり、ホルモンバランスも大きく乱れ、更年期障害に陥る男性は少なくありません。

ストレスへの耐性が低下し、リーダーシップがとれなくなったり、カッとなりやすくなったり、うつっぽくなったりといった症状がしばしばみられます。長期的には、海馬にある脳神経細胞の減少を招くともいわれ、**認知症につながる可能性**も指摘されています。

女性にも男性にもいえることですが、加齢とともに睡眠にかかわるアンチエイジング・ホルモンや毛細血管も減ってくるため、睡眠の質が悪くなり、ますます更年期症状を悪化させる悪循環に陥りやすくなります。

ホルモンの減少は避けがたい部分もありますが、だからこそ、その背景にある毛細血管や自律神経のことを知って、ホルモンバランスの乱れに拍車をかけるようなことをしていないか、生活習慣を見直すことが、老化に歯止めをかけることにつながっていきます。

女性ホルモンの分泌のしくみ

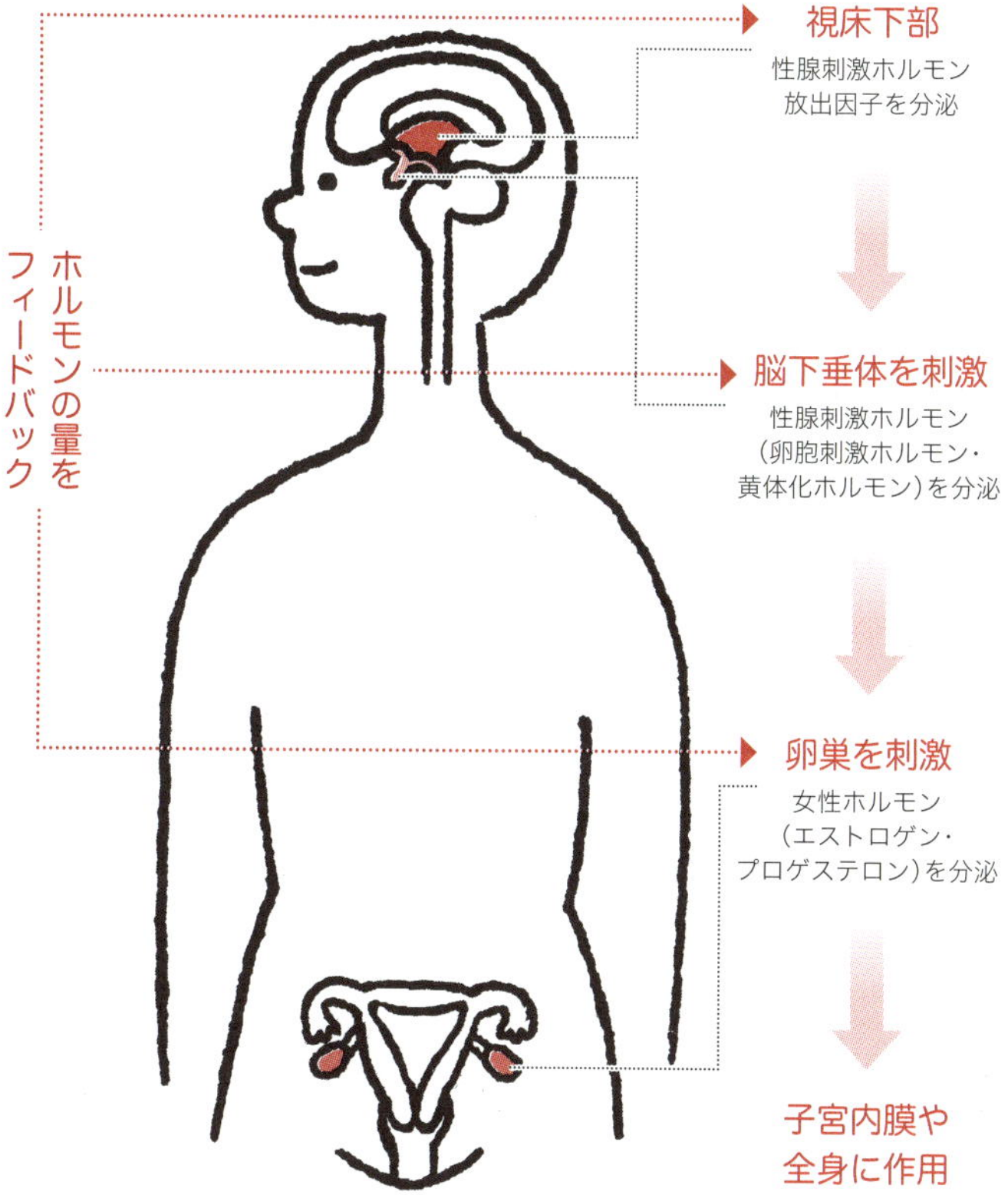

3時限目

毛細血管は
自律神経に支配されている

Lecture 10

自律神経は毛細血管の司令塔

自律神経の流れ

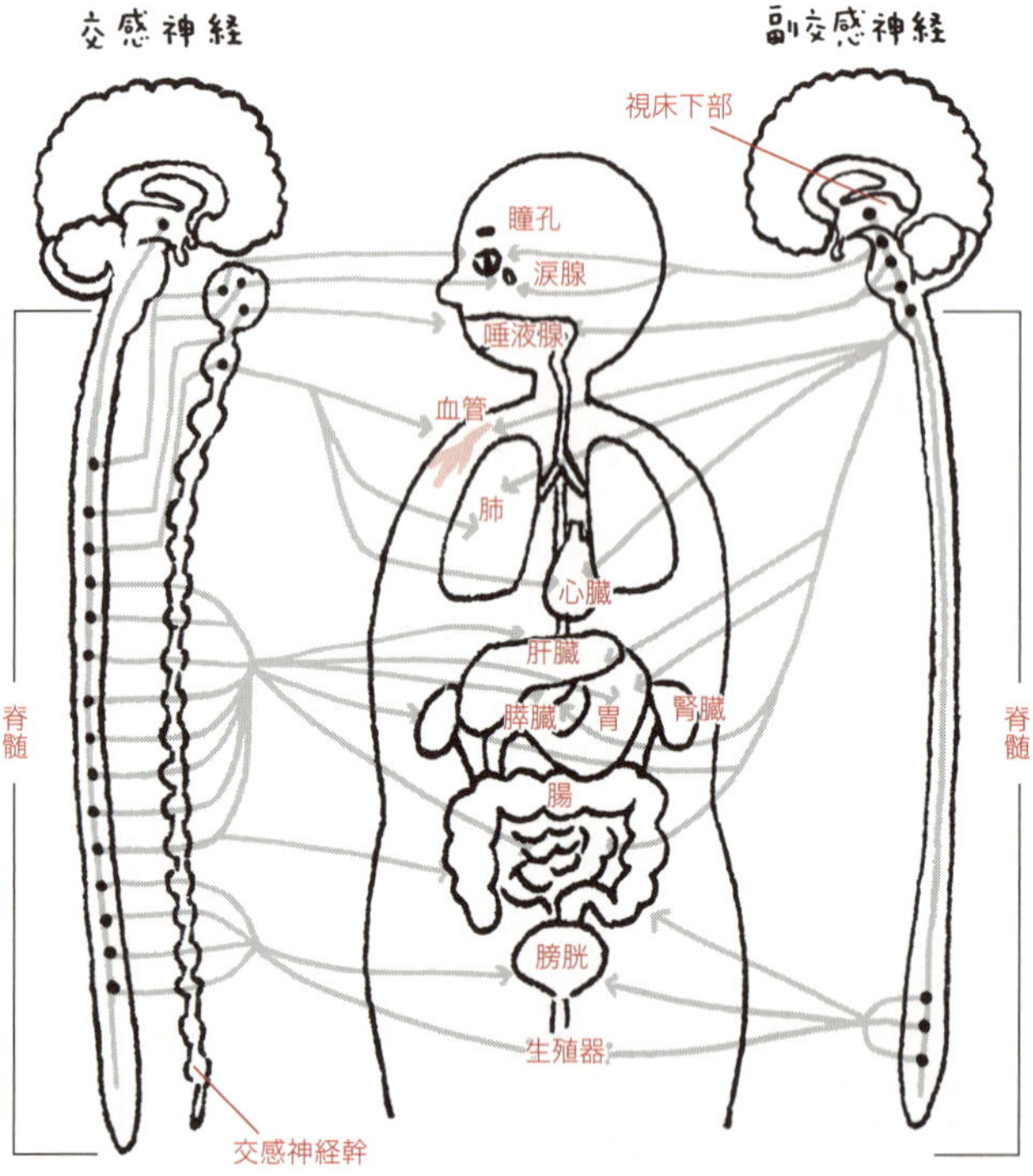

交感神経と副交感神経の主な作用

	心拍数	血圧	血管	瞳孔	筋肉	消化	発汗	膀胱	子宮
交感神経	速い	上昇	収縮	拡大	緊張	抑制	促進	拡張	収縮
副交感神経	ゆっくり	下降	拡張	縮小	弛緩	促進	抑制	収縮	弛緩

自律神経はホルモンと並ぶ身体の二大制御機構のひとつ。交感神経と副交感神経があり、ひとつの器官に対して相反する作用をして、自分の意思でコントロールできない血管や内臓、内分泌腺などを自動的に働かせてくれます。

眠っている間にも心臓が拍動し、食べものを消化したり、呼吸したり、体温調節できるのは、自律神経が意識を介さず常に働いてくれるからです。

血管の中でも、自律神経の影響をもっとも大きく受けるのは毛細血管です。交感神経と副交感神経のパワーバランスの変動によって血管の収縮と拡張を切り替えて、しかるべきときにしかるべき場所へ血液をめぐらせ、酸素や栄養素、ホルモンを届けています。体を修復・再生する成長ホルモンやメラトニンといった**アンチエイジング・ホルモンも、自律神経の協力なくしては、思うように体内をめぐることができません**。

残念ながら、自律神経もご多分に漏れず老化します。交感神経は割合パワーが保たれますが、副交感神経は弱体化しやすい傾向にあり、バランスが崩れやすくなるのです。一般的に**男性は30代、女性は40代から副交感神経の働きが落ち、交感神経が過度に優位な状態に陥りやすくなります**。自律神経全体の総合力「トータルパワー」も低下しやすくなります。毛細血管をしっかり働かせてアンチエイジング・ホルモンの恩恵にあずかるには、自律神経の働きを整え、トータルパワーを上げることも大切です。

Lecture 11

副交感神経が上がると血がめぐる

自律神経の司令で動脈の筋肉が毛細血管を開け閉め

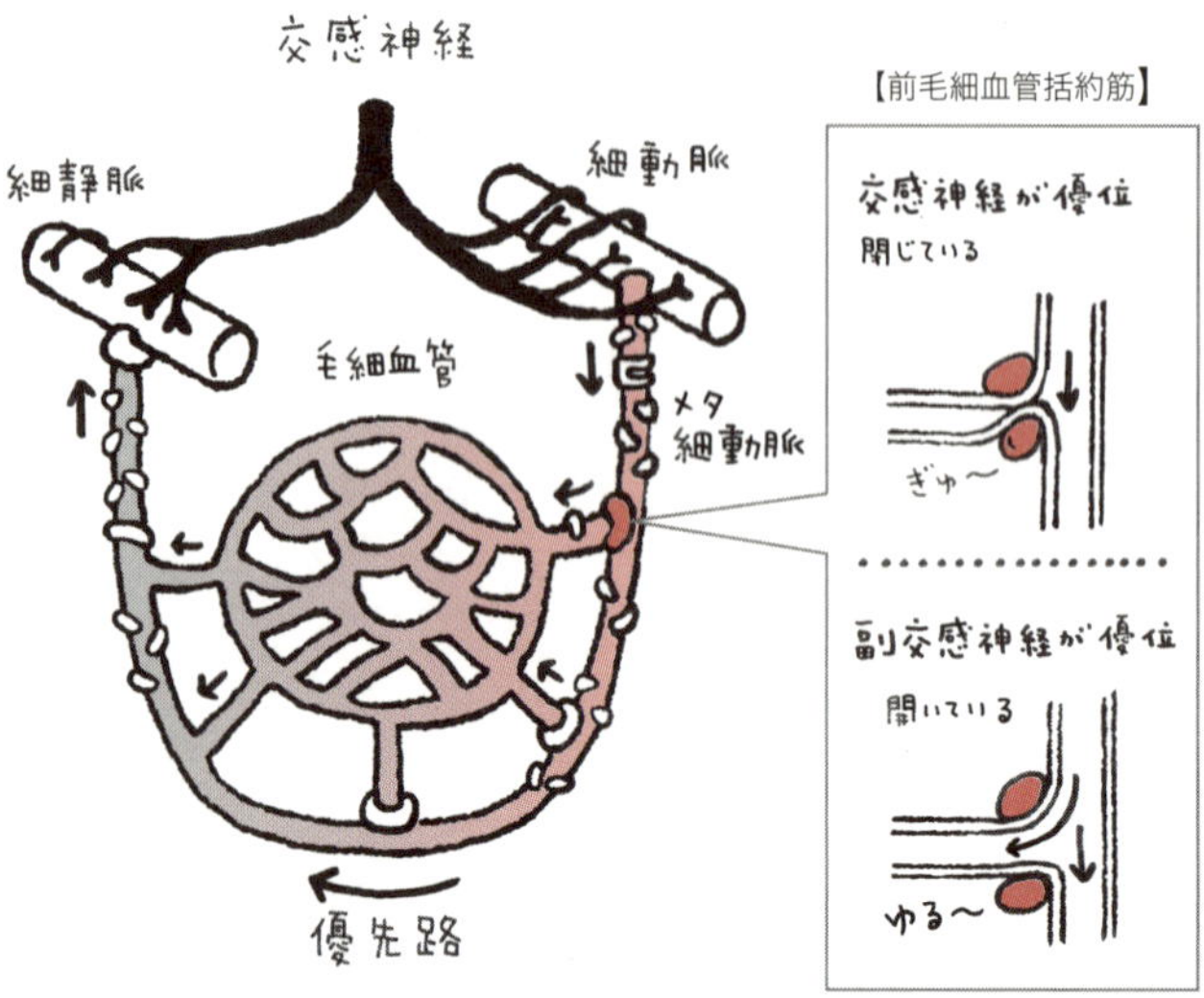

細動脈は交感神経にコントロールされていて、交感神経が高くなると毛細血管との境目にある「前毛細血管括約筋」が収縮し、毛細血管が閉まって血液は体の中心に集中。交感神経の働きが弱まって副交感神経が優位になると前毛細血管括約筋がゆるみ、毛細血管へと血液が流れる。また、自律神経だけでなく、炎症や運動などで組織の酸素濃度が低下すると、細胞が酸素不足に陥るため、前毛細血管括約筋に信号が送られてゆるみ、毛細血管への血流が増える。

実は毛細血管の収縮と拡張は、毛細血管自体の収縮・拡張ではなく、毛細血管の上流にあるメタ細動脈の筋肉（前毛細血管括約筋）の緊張と弛緩によって行われています。

交感神経が優位になるとメタ細動脈の筋肉が緊張し、毛細血管が絞られて血圧が上昇。脳や筋肉など体を俊敏に使うために必要な体の中心部に血液が集中します。副交感神経が優位になるとメタ細動脈の筋肉が弛緩し、毛細血管へと血液が流れることで、体に必要な酸素や栄養素、ホルモンなどが末端の細胞まで送り届けられ、血圧は下がるしくみです。

つまり、**血管をゆるめる副交感神経が優位になることで、末梢の毛細血管まで開いて血液が体の隅々まで流れ、栄養や酸素、成長ホルモンやメラトニンなどのアンチエイジング・ホルモンが全身に行き渡る**わけです。

まさに最前線の研究段階でありますが、僕の研究チームは、睡眠中に脳室（脳脊髄液がつくられる脳内の空間）が変動していくことを視覚的にとらえることができました。睡眠中の人の脳の髄液をＭＲＩで観察して、睡眠中に副交感神経が優位になると脳室が変化することが視覚的にわかってきたのです。

僕は以前から、睡眠はただ体を休めるためのものでなく、積極的に体をメンテナンスする時間だということを訴えてきましたが、この研究が進めば、眠りや自律神経、毛細血管に対する解釈が、より進歩すると思います。

Lecture 12

自律神経は体内時計と連動する

日中は交感神経が優位

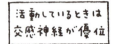

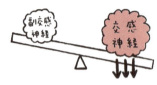

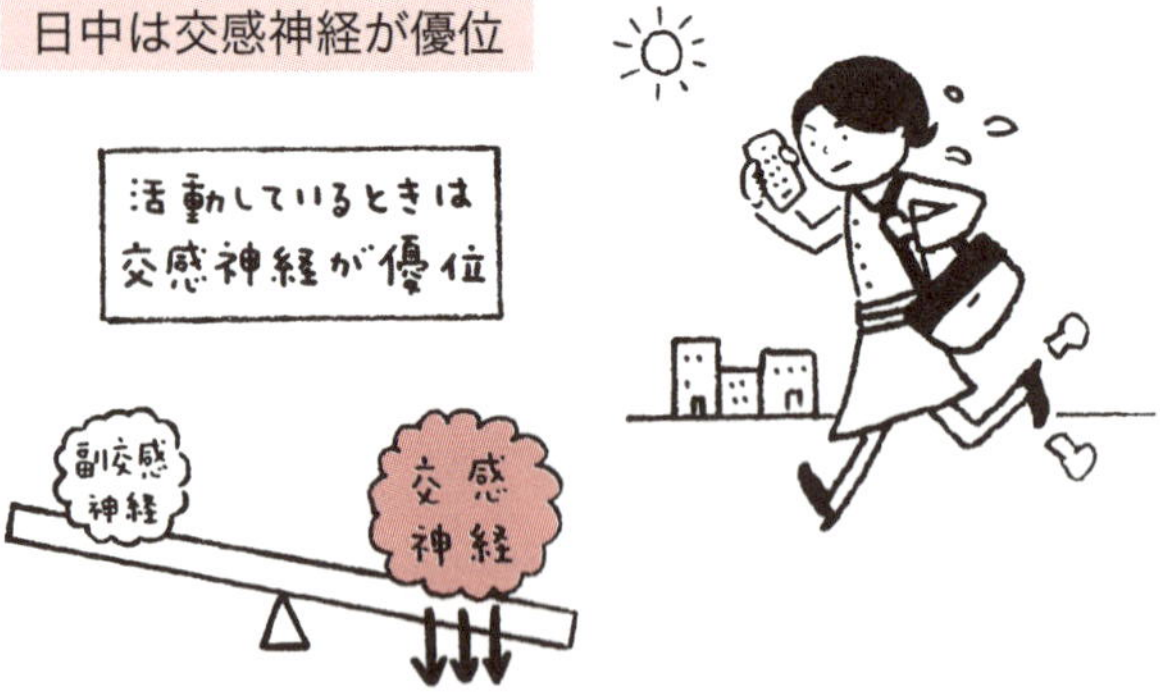

交感神経は「闘争と逃走の神経」ともいわれ、興奮・緊張しているときやストレスを感じたとき、エネルギーを使うときなど、体を使うときに働きます。毛細血管は収縮し、血液は体の中心に集まり、心拍数や血圧は上昇。

夜は副交感神経が優位

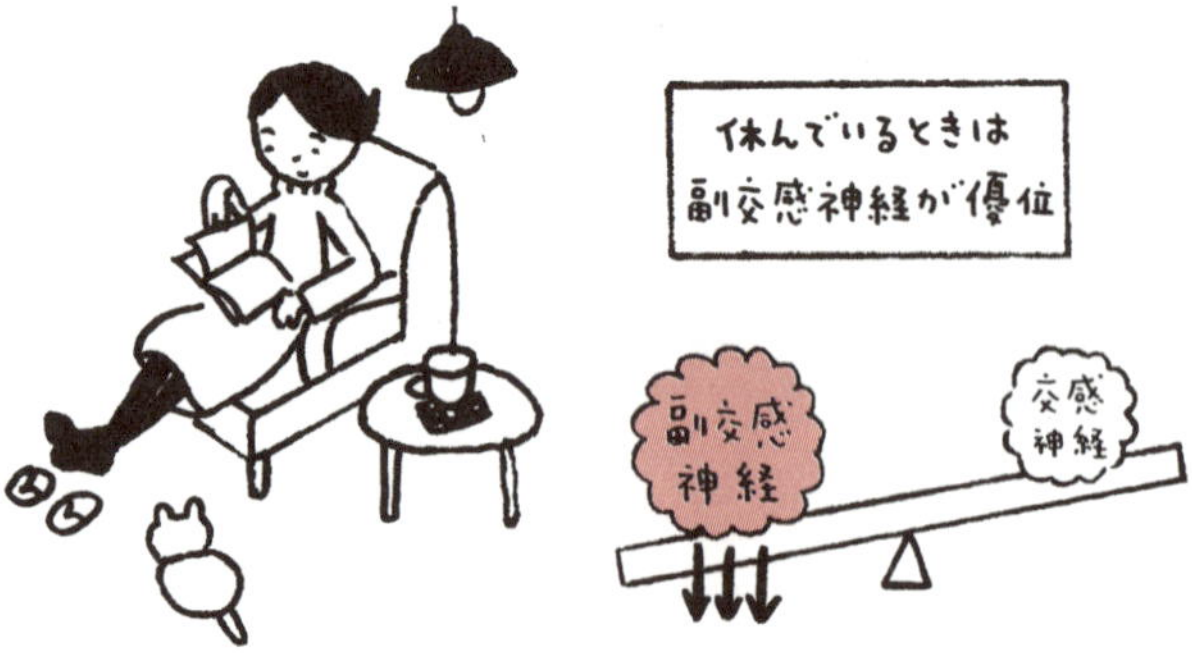

副交感神経は「休息とリラックスの神経」。食事や睡眠中など、エネルギーを蓄え体を再生させるときに働きます。毛細血管は弛緩し、血液は体の末梢に移動して、心拍数や血圧は下降。

自律神経は体内時計と一緒に変動します。朝日とともに、活動するための交感神経が優位になり、日が暮れる頃には、次の活動に備えて休息するための副交感神経が優位になるのです。健康な状態では、**2つの神経のどちらかが20〜30%ほど優位になる状態をシーソーのように繰り返し、ほどよいバランスを保っています**。

ところが不規則な生活を送る現代人は、本来、副交感神経が優位になるべき夜になっても活動しているため交感神経に傾きがち。とくに最近、心身の興奮状態が続いて、不眠に陥っている人が非常に多く見られます。そのような人は、夜間も毛細血管がぎゅっと収縮したままで、睡眠中に細胞を修復してくれるアンチエイジング・ホルモンや栄養、酸素が全身に行き渡らず、疲れがたまってしまいます。さらに睡眠不足が続けば、ストレスホルモンの「コルチゾール」が大量に出て、それに対抗する老化を防ぐホルモンの「DHEA」が浪費され、フリーラジカルの大量発生を招きます（56〜57ページ参照）。

不規則な生活を続けていると体内時計自体が乱れてきて、**本来、副交感神経が働く時間帯を交感神経が侵食**していきます。そうなると毛細血管の働きも悪くなり、アンチエイジング・ホルモンも出づらくなり、体が再生されにくくなり、どんどんサビつき、老化を早めてしまいます。昔から早寝早起きや規則正しい生活が大事といわれてきましたが、最先端のアンチエイジング医療の観点から見ても、非常に理にかなっているのです。

Q

手足が冷えて
眠れないのですが…

A

夜、副交感神経を優位にして
毛細血管をゆるめて。

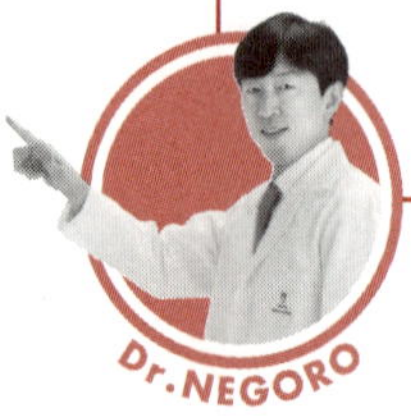

近年、男女問わず、冷えを訴える人が増えていますね。原因としては筋肉量が少ないなどいろいろ考えられますが、年々、冷えがひどくなる、足先が冷えて眠れないという人は、**交感神経が優位になりすぎて、体温調節がうまくいかなくなっている**のかもしれません。

人の体は、日中は活動するために、脳や心臓、筋肉が集まっている中心部に血液が集まり、深部体温が高くなります。そして夜になると、日中よく働いた中心部の臓器を休ませるため、血液が末梢に移動して体の表面から熱を放散し、深部体温を下げるのです。

1日の中でも朝と夜の深部体温は、1度くらいの差があります。もっとも高くなるのは14〜16時頃で、もっとも低くなるのは深夜2〜4時頃です。

赤ちゃんは眠くなると手足が温かくなりますが、これは末梢の毛細血管に血液が移動して深部体温を下げて眠りの準備に入っているから。赤ちゃんほどではなくとも、大人も寝る前には体の表面温度が上がるもの。**夜、手足が冷えて眠れないのは、血液が中心に行ったまま末端の毛細血管に流れていかず、深部体温が下がりきっていない証拠**です。深部体温が下がりきらないと眠りが浅くなり、夜中に目が覚めてしまうことが増えてしまいます。

冷えというと、外側から温めることばかりに目が行きがちですが、不規則な生活やストレスをためこんで交感神経が優位になりすぎていないか、まずは生活スタイルを見直すことのほうが、遠回りに見えて実は冷え解消の近道なのです。

Q

副交感神経が優位になるほどいいの？

A

副交感神経が勝りすぎてもダメ。自律神経はメリハリが大事です。

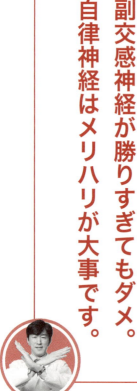

交感神経が優位になりすぎると、血管が収縮して血流が悪くなり、体も心も緊張してこわばり、イライラしやすくなります。年をとると怒りっぽくなる人が増えるのも、自律神経の制御が利きにくくなることが大いに関係していると思います。

では、ずっと副交感神経が優位な状態が続けばいいのかといえば、それは早計です。**副交感神経ばかりが優位だとやる気が起こらず、活動も低下、内臓も気持ちもだらけます。**いつもだるくてだらだらしてしまう場合は、自律神経のトータルパワーが下がって、見かけ上、副交感神経が優位になっている可能性があります。その状態が長く続くと、うつ状態に陥ることも。よくいわれることですが、自律神経はバランスが大事なんです。

自律神経のバランスは、免疫機能のバランスにも影響します。交感神経優位のときは細菌と闘う顆粒球が増えますが、交感神経が優位になりすぎて顆粒球が増えすぎると、自分自身の組織を攻撃し、フリーラジカルを発生させます（58～59ページ参照）。さらに進むと組織障害を起こします。たとえば口内炎、胃潰瘍、潰瘍性大腸炎などです。

一方、副交感神経優位のときはウィルスやがん細胞と闘うリンパ球が増えますが、副交感神経が優位になりすぎてリンパ球が増えすぎると、アレルギーを引き起こしやすくなります。自律神経が活動モードのときは動き、リラックスモードのときは休むというメリハリのある生活が、毛細血管にとっても最適な環境です。

自律神経は管理できる時代です

最近、なにかと話題のウェアラブルセンサー。身につけられる小さなコンピュータのことですが、僕は健康管理に役立てるべく、早くから開発を進めてきました。そして2015年、**自律神経の状態を24時間測定でき、リアルタイムでストレス度を把握できるウェアラブルセンサーの開発に成功。**センサーが読み取ったデータを、スマホやパソコン上で、ひと目で理解できるように視覚化しました。

心拍間隔の変動は副交感神経が優位だと大きくなり、交感神経が優位だと小さくなるのですが、この心拍の揺らぎを解析することによって、交感神経と副交感神経のバランスのみならず、**これまで計測が難しかった自律神経の総合力「トータルパワー」も精密に計算**できるのです。

バランスがよくトータルパワーも高いのが理想的な自律神経の在り方ですが、現代のストレス社会の中で忙しく働いて、心身ともにすり減らしている人たちには、交感神経がせり出し、副交感神経は下がっていて、トータルパワーも落ちているパターンが目立ちます。このタイプは、**日暮れからはリラックスモードになるよう、夜間に副**

交感神経を働かせるような工夫が必要です。

一方、一見バランスは整っているように見えるのですが、実は交感神経、副交感神経ともに低空飛行で、トータルパワーも低いパターンもあります。この傾向が強いのは、リタイア組。仕事を辞めてこれといった趣味もないと、日中、交感神経が上がらず、夜になっても副交感神経も低いまま。睡眠の質も下がってよく眠れず、1日中、ただただだるい感じです。このタイプは、**昼間、体を使って交感神経を上げることで、夜の副交感神経もアップ**していきます。

精度の高い**「ヘルスパッチ」**(83ページ)は、すでにアメリカや日本の医療機関で普及し始めています。また、僕のクリニックや研究室ではメジャーリーガーや日本のプロ野球選手、ラグビー、サッカー、大相撲など、プロアスリートを中心に使用して、スポーツ選手のパフォーマンス向上に役立てています。試合前や試合中の自律神経データを分析したうえで、イメージトレーニングや僕の考案した腹式呼吸(164〜165ページ)、マインドフルネス(169ページ)などを実施してもらうことで、自律神経のバランスを本番にベストな状態にもっていくのですが、実際に、かなり素晴らしい成果が得られています。一般の人に向けては、スマホだけで測定できる**「バイタルテラス」**

（83ページ）という自律神経測定アプリを開発しました。自律神経のバランスやトータルパワーを測定し、疲労度や元気度を数値化します。その結果に基づき、呼吸法や休憩の入れ方など、自律神経を整えるアドバイスをします。

生活習慣というのは、よほどのモチベーションがあるか、外から強制的に介入されない限り、なかなか変えることができないもの。その人のライフスタイルに入り込んで、悪い生活習慣を変えられるような仕掛けができないかと考えたのが、アプリ開発のきっかけです。スマホのアプリなら気軽にゲーム感覚で楽しみながらも、生活習慣への意識が高まり、病気の芽を自分で摘み取ることができるようになります。この試みは、僕が研究テーマとする**先制医療の一環**でもあるのです。

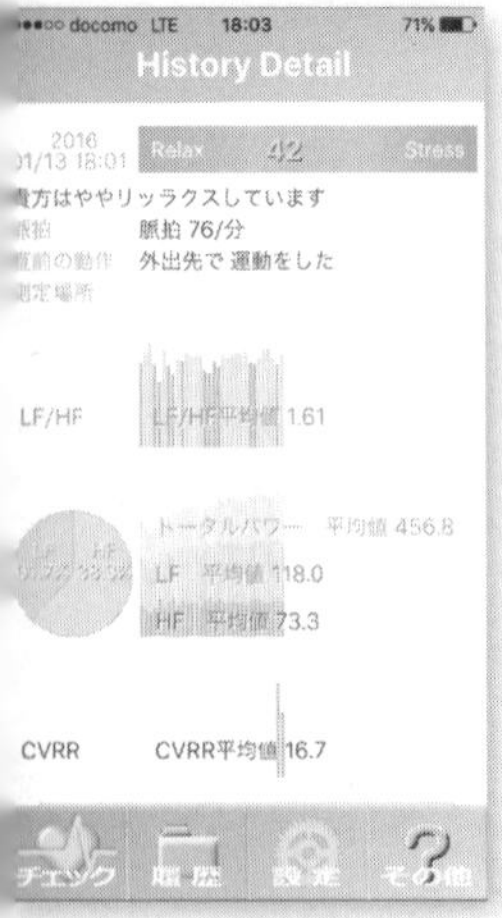

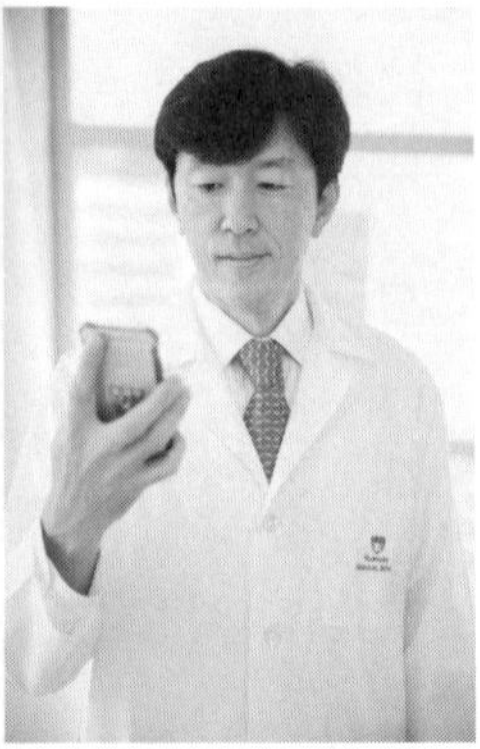

自律神経を管理するウェアラブルセンサーを開発

スマホで自律神経が測定できるアプリ

「バイタルテラス」

自律神経測定アプリ。スマホのカメラレンズに指先を当て、指先の毛細血管の血流の変化から脈拍を読み取り、自律神経を測定する。ヘルスパッチほどの精度はないが、センサーを装着する必要がなく、スマホだけで完結するのが魅力。交感神経と副交感神経のバランスからストレス度を計算。自律神経のトータルパワーもわかる。2017年には市販化する予定。

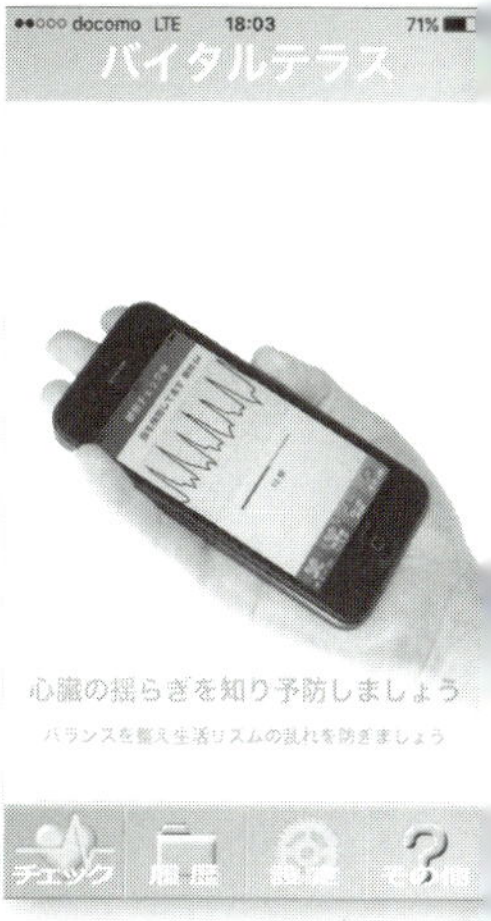

医療用として開発された高性能自律神経センサー

「ヘルスパッチ」

センサー本体は2cmほど。上のバッテリーをはめ込み、心臓の上の皮膚に貼るだけ。装着したまま、プロの試合でも測定できる。パソコンやスマホにデータを飛ばし遠隔操作が可能。心拍の揺らぎから自律神経のバランスやトータルパワーを精密に計算。心電図や心拍数、体温や活動量、姿勢などもリアルタイムにわかる。

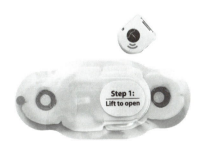

4時限目

増える! 若返る!
毛細血管ケア

睡眠実習

運動実習

食べもの実習

お風呂実習

抗ストレス実習

Lecture 13

毛細血管は増える！

新しい毛細血管はこうして生まれる

❶
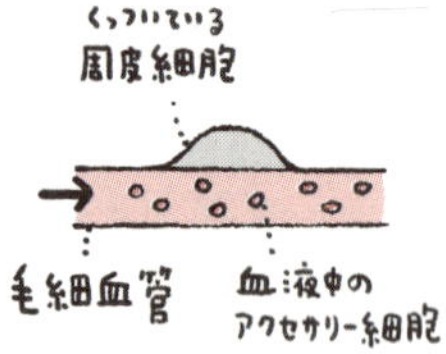

正常な毛細血管。周皮細胞が密着している。

❷
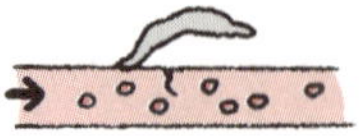

毛細血管の内皮細胞が傷ついて、内皮細胞と周皮細胞をくっつける接着因子のくっつけ力が弱まり、隙間ができる。

❸
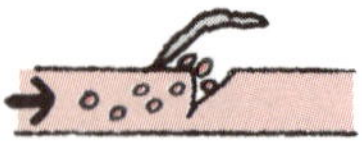

隙間が広がり、血液が漏れ出て、その先の毛細血管に血液がいかなくなってしまう。血管幹細胞など、ダメージを察知した血液中のアクセサリー細胞(proangiogenic accessory cells)が傷を修復しようと集まってくる。

❹
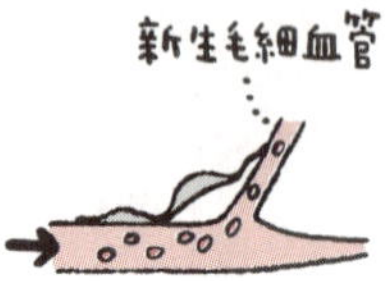

さらに周皮細胞も加担して、新しい毛細血管が生まれて、滞っていた血流が新しい血液のルートに流れ込む。

❺
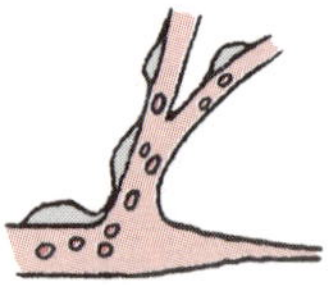

新しい毛細血管が長く伸びて枝分かれしていき、そこにも周皮細胞がやってきて血管を安定させる。

毛細血管は、必要とあらば枝分かれしてにょきにょきと増えていきます（血管《けっかん》新生《しんせい》）。

たとえばある毛細血管がダメージを受けて血流が悪くなり、その毛細血管が関係する組織の細胞が酸欠や炎症を起こしたとします。すると、そこに酸素や修復するための細胞を届けるために、その場所に向かって新しい毛細血管が伸びていくのです。

どのように毛細血管が増えていくのかについては不明な点が多かったのですが、最近、そのメカニズムが急速に解明されつつあります。

毛細血管がダメージを受けると、「血管内皮成長因子（ＶＥＧＦ）」が分泌されて、細胞分裂を促します。さらに、血流の中のさまざまな血液細胞も、新しい毛細血管をつくる助けになります。つい最近、僕の研究室の研究では、内皮細胞にくっついている**周皮細胞が、毛細血管を新しく生み出すサポートをしている**ことがわかってきました。

血管新生にはネガティブな面もあります。紫外線の刺激によって発生する不完全な毛細血管はシワの原因になりますし、がん細胞は自ら血管を増やし増殖していきます。それらは病的血管新生といいます。

健康に毛細血管が増える、生理的血管新生のメカニズムがさらに解明されて、それを発展させていくことができれば、ネガティブな血管新生を抑制し、全身の毛細血管を若返らせて、究極のアンチエイジングをはかることも可能になるかもしれません。

Lecture 14

毛細血管は何歳からでも自分で増やせる

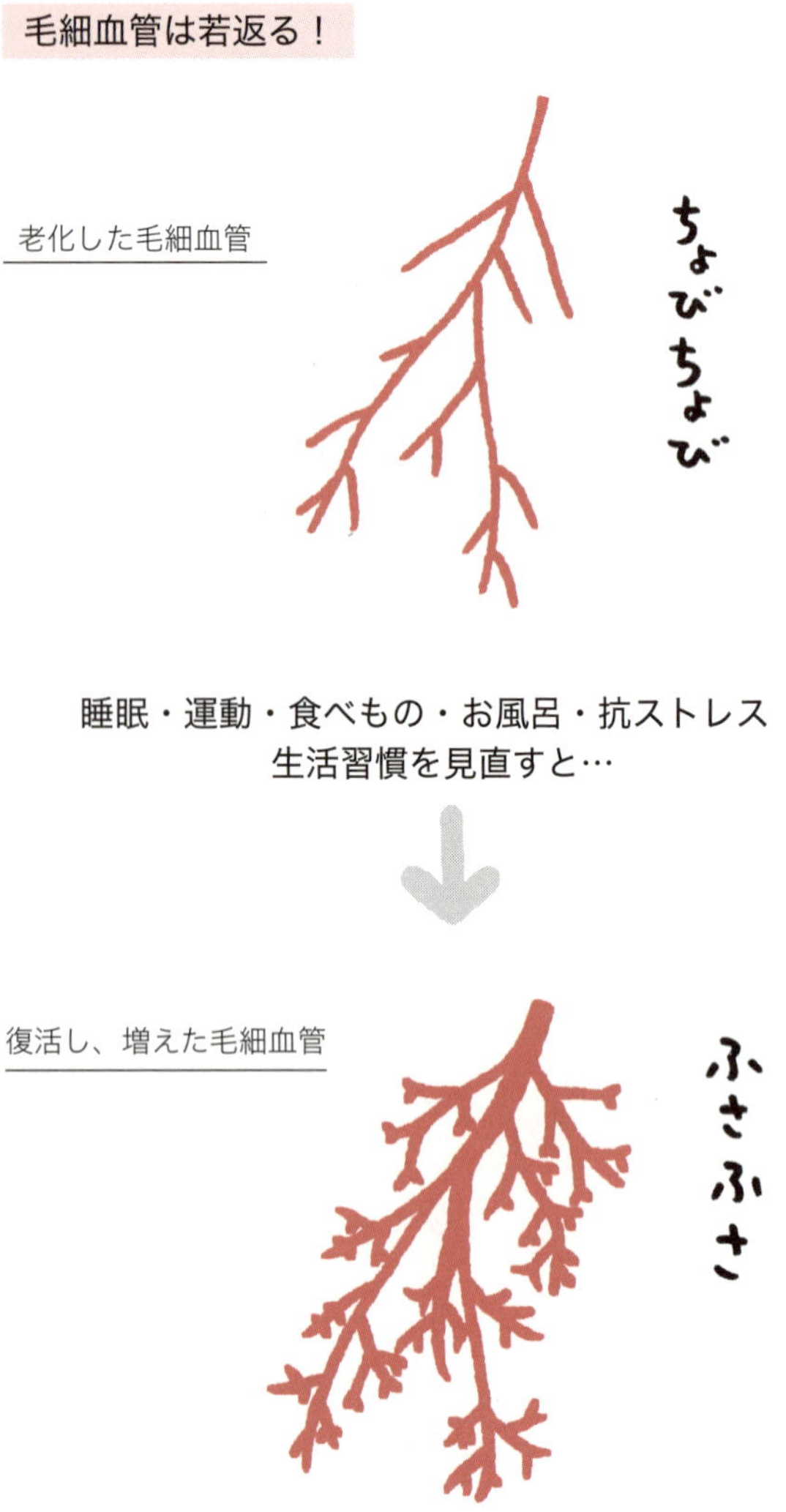

毛細血管は年とともに減っていきますが、うれしいことに、日常生活のちょっとした工夫で、何歳からでも自分で増やすことも可能です。

ただし、毛細血管の生理的減少は現代医学では避けられない部分もあり、本書でいうところの「毛細血管を増やす」という意味は、加齢に伴う毛細血管の量と質の低下を最低限に食い止め、弱っている毛細血管を復活させ、健康な毛細血管を増やすことです。そのスタンスこそが、病気にならず、より健康になるためにとても重要になるのです。

血管の細胞は、血液がしっかり流れることでよみがえりやすくなります。ですから、**毛細血管を復活させ増やすためには、毛細血管に血流が行くようにすることと、血流自体をアップすることが最大のポイント**になります。そのためには、副交感神経を優位にして、毛細血管を開く時間を確保することが大切です。それは、**ストレス対策**をしっかりしたうえで、正しい**睡眠**をとることによって実現できます。もちろん、血管の原料となる**食事**や、血流を上げるための適切な**運動**や**入浴**も鍵となります。次ページからは、これら5つの項目別に、日常生活の中で毛細血管を増やすテクニックを実習していきます。巷にあふれる「○○を食べれば若返る」とか「○○をするだけで元気になる」といった一元的な健康法ではなく、体をトータルで整えていくための、最先端科学に基づいた生活術です。できることからでよいので、ぜひ今日から実践してみてください。

1 基本は7時間睡眠。短くても長くても老ける

睡眠時間についてはさまざまな説がまことしやかに語られています。「睡眠は90分サイクルなので、90分の倍数の4時間半で十分睡眠は足りる」とか、「22時から2時までが成長ホルモンのゴールデンタイムなので、この4時間を寝れば肌がキレイに」とか…。

これらはすべて都市伝説です。その根底には、睡眠時間を効率よく削って活動時間を増やしたいという、忙しい現代人ならではの願望がある気がします。

ナポレオンやエジソンは4時間、スティーブ・ジョブズは3時間など、睡眠時間が短かった偉人がよく引き合いに出されますが、一般的に睡眠時間が短いほうがなんとなく有能なイメージがあるのかもしれません。確かに、短時間でも健康を保てる「ショートスリーパー」の人は存在しますが、ほんの数%に過ぎず、ほとんどの人は当てはまらないのです。

睡眠時間が短いと、せっかく分泌されたアンチエイジング・ホルモンが、全身の毛細血

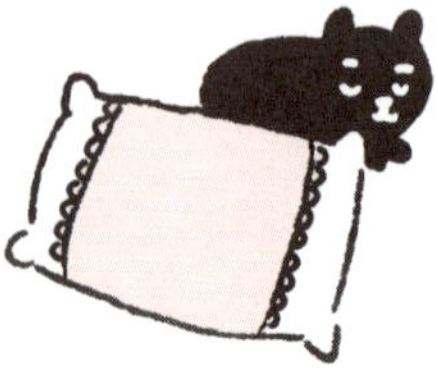

管に行き渡り、体を修復する時間がありません。そのことによる体へのダメージは想像以上に深刻で、**4時間睡眠が3日間続くと血圧や血糖値が上がり、がんも発症しやすい状態になる**というデータもあります。たった3日でも寝不足が続けば毛細血管が傷つき、細胞や遺伝子レベルにまで被害が及ぶのですから、慢性的な寝不足では間違いなく老化が加速し、寿命を縮めるでしょう。

また短時間睡眠では、午前3時から明け方にかけて分泌されるダイエットホルモンのコルチゾールの働きを得られませんから、太りやすくなるという落とし穴もあります。

では、長く寝るほどよいかといえば、そんなことはありません。レクチャー6（50～51ページ）でも触れましたが、睡眠は短過ぎても長過ぎても健康に悪いのです。最近の研究では、質のいい睡眠と短過ぎず長過ぎない適切な睡眠時間の確保が、**アルツハイマー病の原因と考えられる「アミロイドβ」の脳への蓄積を防ぐ**と、数々報告されています。

アメリカで110万人を対象に6年間かけて実施された睡眠時間と寿命についての大規模調査では、**死亡率が低く、長生きだったのは睡眠時間が7時間の人**でした。

睡眠時間が3時間半～4時間半の人たちと、8時間半の人たちは、7時間の人たちより死亡率が15％も高かったのです。個人差はありますが、科学的根拠に基づいた理想的な睡眠時間の目安は7時間です。

2 寝不足のときこそ早起きを！

7時間睡眠が理想的というと、「では夜遅く寝ても、7時間眠ればいいのでは？」とよく聞かれます。確かに、深夜3時に寝て朝10時に起きても7時間睡眠はクリアできます。しかしながら答えは「ノー」です。

成長ホルモンは寝入りばなのもっとも深い眠りのノンレム睡眠時にピークを迎えますが、夜遅く寝たのでは、成長ホルモンの分泌がかなり減ってしまいます。なぜなら、体内時計でコントロールされている浅い眠りのレム睡眠は夜明けが近づくにつれ多く出るため、ノンレム睡眠と拮抗《きっこう》して、深い眠りが十分に得られないからです。

二大アンチエイジング・ホルモンの成長ホルモンとメラトニンの働きを存分に享受したいなら、日付が変わる午前0時までに寝て、朝7時に起きること。可能なら、23時に寝て、朝6時に起きるのが理想的です（52〜53ページ参照）。習慣化すれば、加齢による毛細血管や性ホルモンの減少を十分に補うことができます。

ときには、さまざまな事情で夜更かしせざるを得ないこともあるでしょう。寝不足の朝は起きるのがつらいものです。時間の調整がつけばお昼まで寝ている人も多いはず。しかし、ここはあえていつもと同じ時間に早く起きて太陽の光を浴びてください。遅くとも、8〜9時には起きて、朝の光を浴びましょう。

生体リズムは24時間11分ですが、朝日を浴びることによって11分がリセットされ、同時に睡眠を促すメラトニンのタイマーがかかり、夜に分泌されます（54〜55ページ参照）。**起床時間が遅くなるとメラトニンの分泌はどんどんズレ込み、昼夜逆転**してしまうのです。

いったん体内時計のリズムが乱れれば、1時間の時差を修正するのに約1日かかります。しかも、体内時計のズレは年をとるほど修正に時間がかかるようになるので、なるべく時間を置かずにズレを解消するのが肝腎です。

僕も日本にいるときは、夜中にアメリカとやりとりしなければならないことが多いので、可能なときは22時に寝てしまい、夜中の3時に起きて仕事をします。そして、朝7時には意識的に朝の光を浴びて、その日の夜はいつもより早く寝るようにします。

夜型の人は多少睡眠不足になっても、とにかく早起きしていれば、自然と早寝になりますよ。**自分の意思で眠るのは不可能ですが、起きることはできるはず**ですから。

3 朝日を浴びて睡眠ホルモンを増やす

睡眠ホルモンのメラトニンを増やすには、「早起きして朝日を浴びる」ことです。目から入った光は、2000〜2500ルクス程度の明るさがあれば脳の「視交叉上核」に届き、夜間出ていたメラトニンを抑制し、15〜16時間後に再びメラトニンが分泌されるよう体内時計のタイマーをセットします（54〜55ページ参照）。

曇り空や多少の雨の日でも、少しの間、窓辺にいれば大丈夫。屋外は晴れていれば2万〜10万ルクス、曇っていても窓辺なら1万ルクスほどあります。

毎朝、起きてすぐにカーテンを開け、決まった時刻に朝日を浴びる習慣をつけると、体のリズムが整い、その夜にはメラトニンがたっぷり出て、毎晩同じ時間に入眠しやすい体質になっていきます。そしてそれは全身の毛細血管を劣化させないことにつながります。

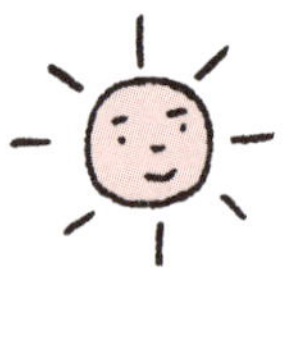

4

夜勤の人は起きたらすぐコンビニへGO

朝、どうしても太陽の光を浴びられないときは、人工の明るい光を浴びることでも、ある程度は太陽の代わりになります。ただ、太陽光の入らない室内では、かなり明るい電灯をつけても500〜800ルクス程度なので、家の中で人工的に2000〜2500ルクス以上の光を浴びるのは現実的に無理でしょう。

そこでおすすめなのがコンビニです。コンビニの照明は1000〜2000ルクスあるのです。夜勤の人は、就寝前にはできるだけ強い光を見ないようにして、起きたらすぐコンビニに行って明るい光を浴びると、乱れた体内リズムを1度リセットできます。

光の作用を利用した「光療法」という不眠治療もあります。毎日、朝の決まった時間に5000〜2万ルクス程度の人工の強い光を照射して体内リズムをリセットし、メラトニンの分泌を整えるのです。昼夜逆転で体内リズムに変調を来した人に効果を上げています。

5 スマホの電磁波でメラトニンが死ぬ…

ベッドに入ってからも、スマホや携帯電話でメールチェックやインターネットをしている人はとても多いですね。でもこれ、実は不眠の引き金になる危険性が大。というのも、**携帯やスマホ、パソコンのブルーライトの強い光は、視神経を刺激してメラトニンを抑制するほか、さらに電磁波がメラトニンを破壊**するのです。

また、ブルーライトは網膜まで届いて眼精疲労の原因になりますし、夜遅くまでメールやゲームをしていると、交感神経が優位になり寝つきが悪くなります。そのため、毛細血管の血流が低下し、睡眠中の体の再生効率も低下します。できれば21時以降、遅くとも22時以降はそれらの電源はすべて落として、リラックスを心がけましょう。

夜中や明け方に目が覚めたとき、携帯やスマホで時間を確認する人も多いようですが、前述した通り、ブルーライトでますます目が冴えてしまうのでできるだけやめてください。

6 アプリで睡眠&体内時計を整える

僕はハーバードで、自分の眠りの状態を客観的に知るための睡眠アルゴリズムを開発しました。体動によるベッドの振動から、レム睡眠とノンレム睡眠を割り出し、睡眠の状態をデータ化したり、朝、起きやすくしてくれるアプリケーションです。

ただし、前述した通り、電磁波はメラトニンを破壊するので、**機内モードに設定して電磁波をオフにしておくのが賢明**です。サーバーとリンクしているアプリであれば、枕元ではなく足元にスマホを置いて使うと、電磁波の影響を軽減できます。

根来教授開発の睡眠アプリ「Sleepdays App」

睡眠学と時間医学を融合させた世界初の「根来式サーカディアンスリープTM」メソッドを搭載。入眠までの時間や睡眠効率などがわかり、使うほどに体内時計を学習。体内時計を整えるための日中の行動をレコメンド。無料でダウンロード可。

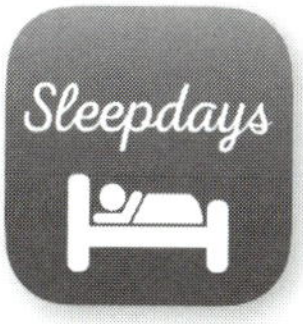

『Sleepdays App』
（株式会社 TWO）

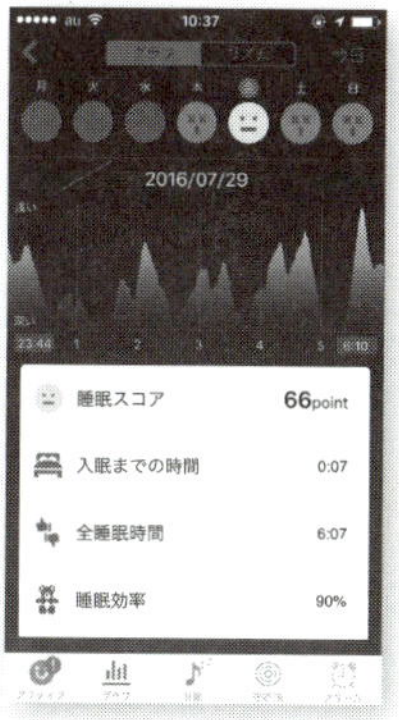

7 夜中に目が覚めても起き上がらない

寝つけないときや、夜中に目が覚めてしまったら、そのまま起きてしまうほうがいいという人がいますが、**そのまま真っ暗な中で起きずに目を閉じていると、自然と眠くなるように体のリズムはできています**。

とはいえ、年を重ねると、トイレに行きたくなって目が覚めることもしばしばですね。これは睡眠ホルモンや、夜働くはずの抗利尿ホルモンが、加齢とともに減っていくことが原因です。もちろん、がまんする必要はありませんが、いきなり皓々《こうこう》と灯りをつけて、視覚的な刺激でメラトニンを損ねたり、交感神経を優位にしないことが肝腎です。トイレに行くときもフットライトなど、転倒しない程度の薄明かりにとどめましょう。灯りをつけて眠る人がいますが、**目を閉じていても光は視覚刺激として体に入ってきて、メラトニンを抑制**します。遮光カーテンをつけるなどして、寝室を真っ暗にして寝るのがベストです。

8

歯みがきは眠る30分前までに

30代後半頃から眠りが浅くなり、夜中や早朝に目が覚めたりする人が増えます。これは睡眠の老化現象。主な原因は眠り誘発ホルモンであるメラトニンの減少です。

メラトニンの元となるセロトニンの原料「トリプトファン」は体内で合成できない必須アミノ酸のひとつで、タンパク質の多い食品に豊富です。かといって、大豆製品や肉をたくさんとっても、それがそのままメラトニンになることはありません。必要以上にとりすぎれば利用されずに排泄されるだけ。通常の食事をしていれば十分まかなえます。

メラトニン減少の影響を最小限にするには、昼間にしっかり光を浴びながらリズム運動をして、メラトニンの前駆物質であるセロトニンを増やしたり、夜は間接照明にして浴びる光を減らすことによりメラトニンをそれ以上減らさないことが大切です。また、**睡眠直前の歯みがきもメラトニンを減少させる**ことがわかっているので、寝る30分前までに歯みがきを終えましょう。メラトニンを大切にして、良質の睡眠をとるには急がば回れです。

9 ナイトキャップでかえって覚醒

眠りを誘うためにナイトキャップを習慣にしている人がいますが、お酒によってもたらされる睡眠は覚醒に近いレム睡眠の浅い眠りで、ノンレム睡眠の**深い眠りにはならず中途覚醒に**つながります。また、アルコール分解のために肝臓の毛細血管がフル稼働することになり、体が休まりません。飲酒だけでなく、コーヒーや紅茶などもカフェインがメラトニンや睡眠を深くするプロスタグランジンＤ２（56〜57ページ参照）の分泌を抑えるので、夜飲むには適しません。**就寝前は、アルカリ性の軟水がおすすめ。**緊張や不安を和らげる作用のあるカモミールティーやホットミルクもいいでしょう。

睡眠中は多くの汗をかき、呼吸や皮膚からも水分が蒸発しているので、朝目覚めたら、コップ1杯の水で細胞を活性化しましょう。胃腸への刺激になり、排便・排尿を促します。**炭酸水は胃を刺激して胃酸を出し、胃腸の働きを整えるので、起き抜けの1杯に**適します。

10

睡眠の貯金はできません

休日は1日中寝て過ごす人も多いようですが、睡眠の貯金はできません。10時間以上の**〝寝だめ〟は体内時計のリズムを乱し、かえって不調を招きます。**

週末も朝起きる時間を平日と同じにして、体内時計のリズムを崩さないことが大切です。寝不足のときは普段より3時間くらい早く寝てしまうとよいでしょう。

14時頃になると、急に睡魔が襲ってくるという経験は誰でもあると思いますが、これは食事をしたからではなく、時計遺伝子的にプログラムされているからです。深夜2時は時計遺伝子のプログラムとして、もっとも深い眠りの時間帯ですが、14時も休息の時間としてセットされているのです。

日中、眠気を感じたら、**昼食後から15時までの間に15分以内の昼寝が効果的**です。脳が活性化し心身がリラックスします。午後に30分以上寝てしまうと、脳も体も就寝モードに入って起きるのがつらくなり、体内時計が乱れ、夜の睡眠を阻害するのでご用心。

1 ハッピーアワーに筋トレ＋有酸素運動

筋トレ＋有酸素運動は、毛細血管を増やすもっとも有効な方法です。筋トレと有酸素運動をあわせて行うことで、筋肉細胞が酸素を大量に欲するため、それに応えて新しい毛細血管が生み出されるのです。

ハーバード大学などの研究では、運動をしている人は、成長ホルモンの分泌が高いことがわかっていますが、やはり軽い有酸素運動だけでは不十分です。筋トレなどの無酸素運動をプラスすることで、筋肉が傷ついて乳酸が出て、それが信号となり、成長ホルモンがたっぷり分泌されるのです。その効果は数時間にわたって持続します。

成長ホルモンは寝入りばなのノンレム睡眠時にもっとも分泌されるので、**18時頃に筋トレをして、午前0時までに眠ると、成長ホルモンの効果がさらにパワーアップ**。眠っている間に体のメンテナンスが促され、筋肉や骨が強化して疲れにくい体になります。また、性ホルモンの元になるＤＨＥＡ（57ページ参照）も、ある程度の筋肉がつくと増えることがわかっています。

時間のないときは、**5分筋トレ＋15分ウォーキングでもOK**です。筋トレによって成長ホルモンが出ている間に、15分以上ウォーキングなどの有酸素運動をすると、脂肪がエネルギーとして使われやすく、効率よく脂肪燃焼ができます。筋トレと有酸素運動を繰り返すサーキットトレーニングはベストです。

成長ホルモンは、肝臓でＩＧＦ－１（インスリン様成長因子－１）に変換されますが、これが脳の神経細胞に働きかけて、海馬の神経細胞を増殖させます。海馬は記憶の中枢なので、記憶力や学習能力も上がります。**筋トレは脳トレ**でもあるのです。

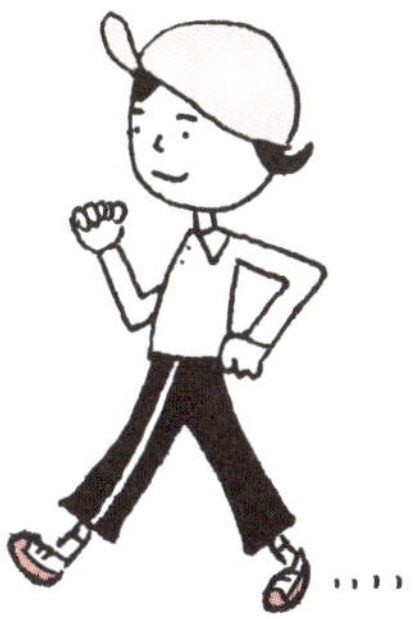

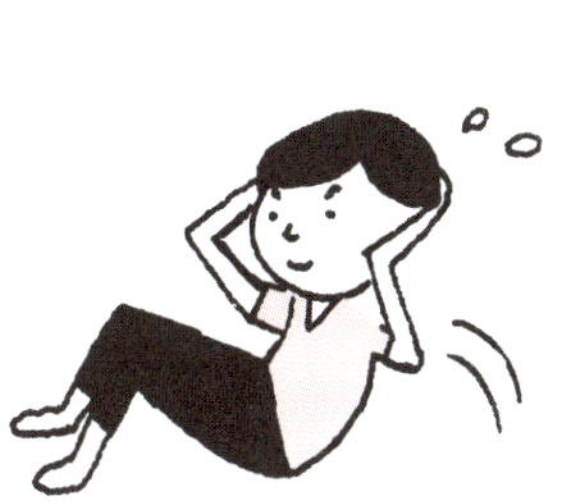

2

ウォーキングで若返り、マラソンで老ける

運動の中でも、毛細血管を増やす効果がいちばん高いのは有酸素運動です。有酸素運動で鍛えられるのは持久力に関係する〝赤筋《せっきん》(遅筋)〟ですが、赤筋は毛細血管が多く、有酸素運動を行うと、酸素や栄養を補おうとして新しい毛細血管を生み出していくのです。

ただし、**マラソンのような激しい有酸素運動は、フリーラジカルを生み出してしまい逆効果**。近年のマラソンブームで、中高年のフルマラソン参加者も増えていますが、体に故障を起こし、かえって老け込む人も少なくありません。くれぐれも無理は禁物です。

おすすめはウォーキングです。成人男性では1日9000~1万歩、成人女性では1日7000~8000歩ぐらい歩けば、加齢による筋肉量の低下を挽回できるといわれています。しかし、それだけ歩くとなると1・5時間ほどかかります。日常生活でなるべく歩くことを心がけ、不足分を有酸素運動としてのウォーキングで補うのが賢明です。

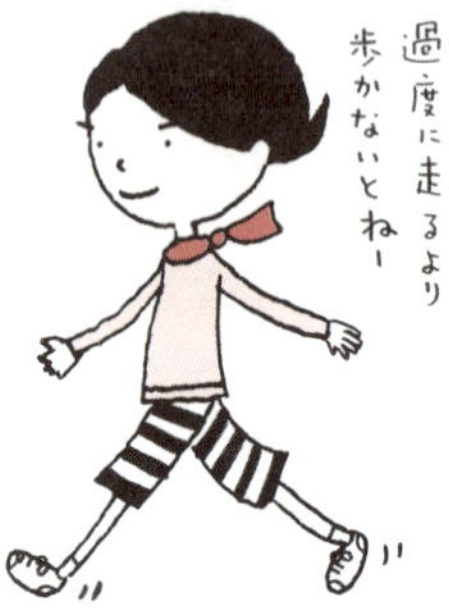

一般的には、日常で歩いている歩数は1日3000～5000歩くらいですから、**毎日4000～5000歩はプラスα**で歩いてほしいものです。

20分以上ウォーキングをすると、脂肪細胞から脂肪を分解してエネルギーとして使い始め、30分後には全身の脂肪が燃焼され始めるので、ダイエット効果を期待するなら30分以上歩いてください。

毎日わざわざ歩きに行くというのがどうも…という人は、外出した際に、自宅のある最寄り駅やバス停のひとつ、ふたつ前で降りて歩くのでもOKです。

歩き方のコツは**1・2、1・2、とリズミカルに歩く**ことです。通学、通勤や普段の歩行時も、ただ漫然と歩くのではなくてリズミカルに歩くと、それだけで運動効果が高まり気持ちも上がります。リズム運動はセロトニンを活性化します。メラトニンの原料であり、ハッピーホルモンであるので、心を安定させ、安眠につながります（57ページ参照）。

さらに、ゆっくり歩きながら、手足の筋肉や関節の動き、地面に足が接触する感覚に注意を払い、「今、歩いていることだけ」を意識するウォーキング法もあります。これは**「ムーブメント瞑想」と呼ばれ、副交感神経を優位にし、脳の疲れをとります**。

ウォーキングの前後には、必ずコップ1杯の水を飲んでください。スポーツドリンクは糖分が多いので、ミネラルウォーターがおすすめです。

3 水の中は運動にもってこい！

水泳は、全身の筋肉に均等に負荷をかけることができる優れたスポーツ。有酸素運動のイメージが強いのですが、実は、無酸素運動と有酸素運動の両方を行うことができ、効率よく毛細血管を増やせます。**短い距離をハードに泳げば無酸素運動、長距離をゆっくり泳げば有酸素運動に**なるのです。最初にハードに泳ぎ、そのあとゆっくり泳ぐと運動効果が高まります。

水中ウォーキングもおすすめです。関節痛がある人も、水中なら浮力によってひざや腰への負担が少なく、一カ所に負荷が集中することはないので、傷めることなく関節周辺の筋肉を鍛えられ、リハビリにも取り入れられています。肩が水につかるくらい歩幅を大きくして、腕も大きく振ってゆっくり歩きます。慣れてきたら、ひざを高く上げたり、横歩きや後ろ歩きなどにもトライしてみましょう。気負わず自分のペースで行ってください。

4

眠れない人はランチ前にエクササイズ

ハッピーホルモンのセロトニンは昼の12時前後が分泌のピーク。昼に十分セロトニンを出しておけば、夜のメラトニンの分泌も増えて、良質な眠りをもたらし、毛細血管の修復・再生もスムーズにします。寝る13時間前くらいにウォーキングやダンスなどのリズム運動をすると、夜の睡眠が深くなるというデータもあります。

寝つきが悪い人や眠りが浅い人など、**睡眠に問題を抱えている人は、昼食前の11～12時過ぎくらいにちょっときつめの運動を**すると寝つきがよくなります。ちょっときつめというのは、成長ホルモンは少しきつい状態のときに分泌されるからです。といっても、ウォーキングなど心拍数が100／分程度になる運動強度でOKです。

午前中に交感神経を活性化させておくと、午後からの活動もはかどりますし、夕方から夜にかけての副交感神経への切り替えがスムーズになり、快眠につながります。

5 筋トレは下半身を中心に

筋肉量は40歳から年に0・5％ずつ減少していきます。とくに短時間で強い力を発揮させる瞬発力系の筋肉〝白筋《はっきん》（速筋）〟は、加齢とともに衰えやすい筋肉です。中でも太ももの前側の〝大腿四頭筋〟は、筋肉量の減少が著しく、40代を過ぎると激減します。

ラッキーなことに、毛細血管同様、**筋肉も何歳になってもトレーニングで増やすことができます**。ハーバード大学で70〜90代の高齢者を集めて筋トレを行ったところ、筋肉量が増えました。アメリカのバック加齢研究所の研究では、週2回、1時間の**ウェイトトレーニングを半年行った65歳以上の高齢者の筋肉の遺伝子は、20〜35歳の若者のそれと同程度にまで回復**したという驚きの報告も。筋肉は努力さえすれば何歳からでも若々しさを取り戻せるのです。

とくに太ももやふくらはぎなど脚の筋肉を鍛えておくことが肝心。骨量も増え、関節の衰えがカバーされます。また、ふくらはぎは第2の心臓とも呼ばれ、鍛えると末梢の血流が増加し、毛細血管を増やすことができます。

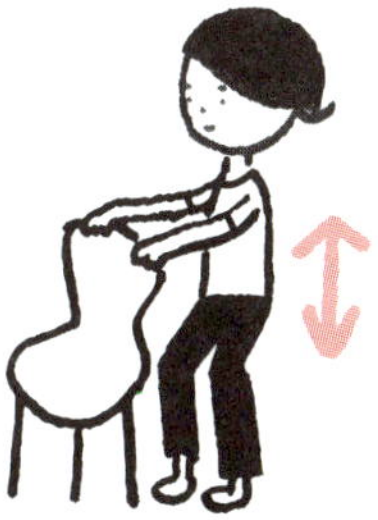

簡単スクワット

椅子の背もたれをつかみ、足を肩幅に開き、ゆっくりひざを90度まで曲げて太ももに負荷をかける。ひざを伸ばしきる手前までゆっくり立ち上がり、再びひざを曲げていく。

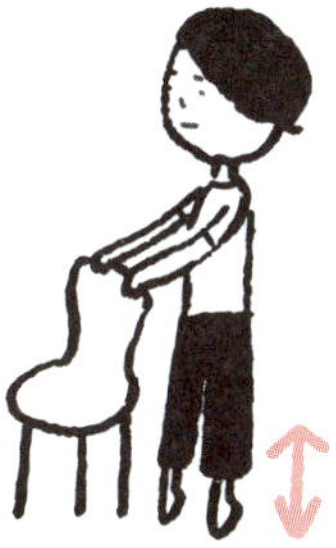

ふくらはぎの筋トレ

椅子の背もたれをつかみ、足を肩幅に開き、両足のかかとをゆっくり5秒ずつかけて上げ下げする。ふくらはぎの筋肉を意識しながら行う。

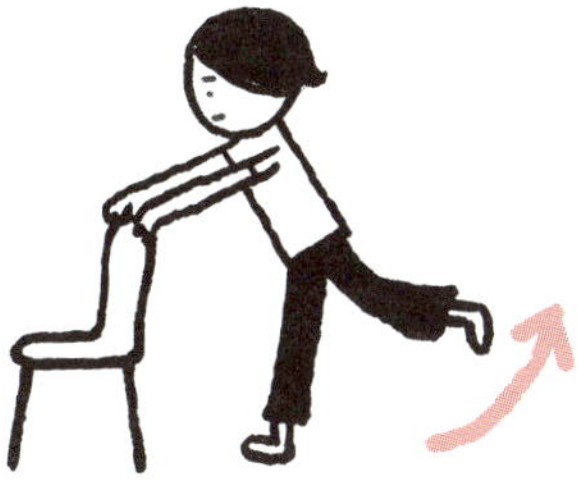

後方脚上げ

椅子の背もたれをつかみ、体を45度に前傾させる。脚を伸ばしたまま片方ずつ後方に上げ、それぞれ5秒間キープ。おしりやもも裏の筋肉を意識しながら行う。

6 下半身太り解消、ながらエクササイズ

筋肉は安静にしていてもかなりのエネルギーを消費し、基礎代謝の6～7割は筋肉で行われています。筋肉が1ｋｇ増加することによって、基礎代謝は50ｋｃａｌほど上昇します。そして、全身の筋肉の7割以上を占めるのは下半身で、基礎エネルギーの4～5割を使っているのは脚の筋肉です。つまり、**脚の筋肉を鍛えれば基礎代謝量もぐんと上がり、食べても太りにくくなる**という、よい循環が生まれるのです。

前ページでも下半身の筋トレをご紹介しましたが、さらに手軽な、座ったままでできるながらエクササイズをご紹介します。

オフィスでデスクワークをしながら、電車やバス、タクシーでの移動中、テレビを見ながら、いつの間にか下半身の脂肪が落ちて、ほどよい筋肉がついてきます。毛細血管やリンパの流れもよくなり、成長ホルモンもたっぷり分泌されます。

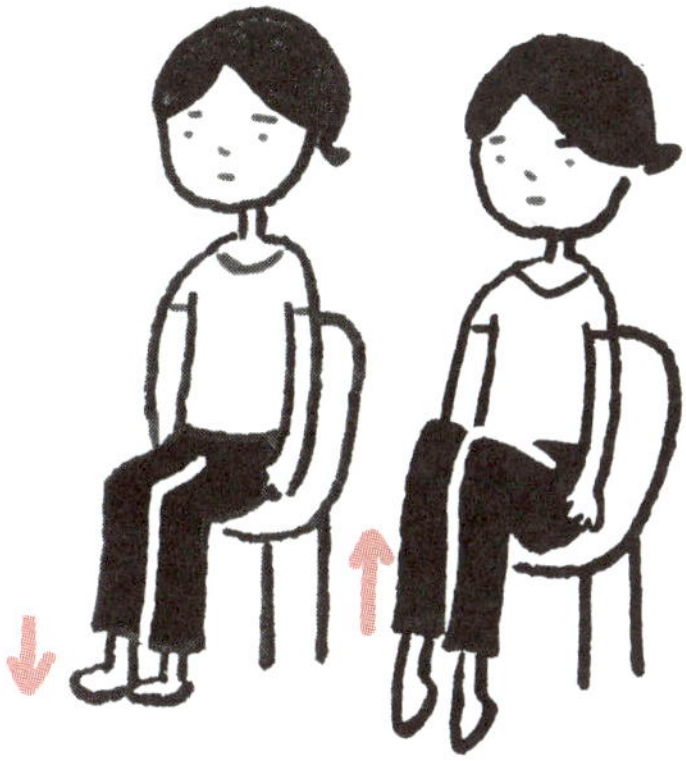

かかとパタパタ

ふくらはぎは、もむより鍛えることが大事。椅子に座り、両足のかかとを同時に上げていき、つま先立ちになる。次に、両足のかかとを床に下ろす。この動きをふくらはぎの筋肉を意識しながら、なるべくゆっくり繰り返す。

太ももギュー

椅子に座ったまま、両太ももの内側に力を入れて、両足をくっつけて10秒キープ。加齢とともに衰えやすい、内転筋《ないてんきん》が鍛えられる。

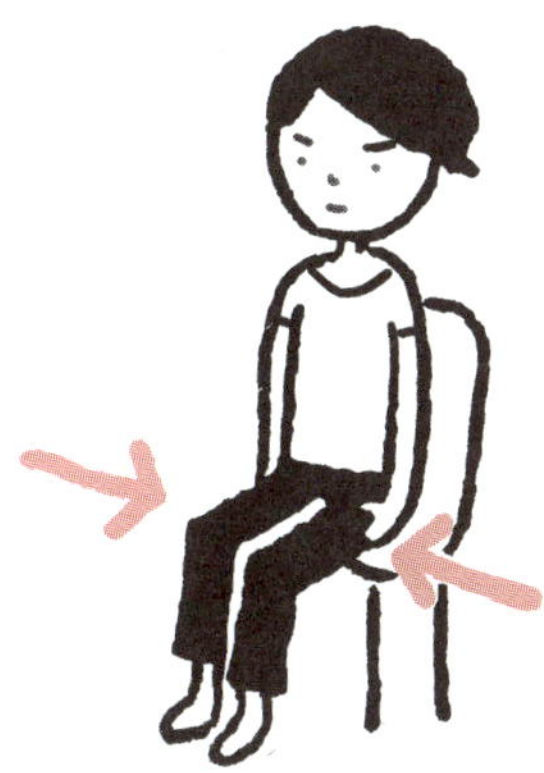

7

同じ部位の筋トレは2日おきに

下半身をしっかり鍛えることは大事ですが、毎日同じ部位の筋トレを行うと筋肉の回復が追いつきません。**筋トレで傷ついた筋線維の回復には48〜72時間くらいかかる**ので、同じ部位を鍛えるなら2日おきがベターです。毎日筋トレするなら、鍛える部位を3つに分けて、ローテーションで行うのがおすすめです。たとえば、

●1日目腕立て伏せ（上腕）●2日目腹筋、背筋（体幹）●3日目スクワット（下肢）

これならパーツごとに48時間の回復時間を与えられます。回数はその人の体力にもよるので一概に何回とはいえませんが、心拍数でいうと普段の2〜3割増し程度。ゆっくりと、ちょっとキツイと感じるくらいまでやるのがポイントです。

時間を決めて毎日同じ時間に行うと、時計遺伝子に刺激を与え、体内時計が整い、毛細血管を修復・再生するアンチエイジング・ホルモンの分泌を活性化します。

8

プロテインをとるなら筋トレのあとに

成長ホルモンは7割が睡眠中に、残りの3割は運動時と空腹時に分泌されます。だったら、日中ずっとおなかをすかせて黙々と筋トレをし続けたら成長ホルモンが出まくりか、と期待されるかもしれませんが、そう単純ではありません。**成長ホルモンは昼間にだらだら分泌されても、あまり機能してくれない**のです。大切なのは〝メリハリ〟。成長ホルモンは分泌量が上がったり下がったりする中で、効果を発揮する性質があります。メリハリをつけるには、**3食きちんと食事をとり、食間の5〜6時間内にうまく筋トレを取り入れる**ことです。

筋肉を増やそうと肉ばかり大量にとる人もいますが、脂質過多や消化器系の負担につながります。効率よく筋肉を増やしたいなら、カロリーバランスのいいプロテインをとるのもひとつのよい方法でしょう。筋トレ直後の成長ホルモンが大量に分泌されている間にとると、傷ついた筋肉を効率よく修復してくれます。

9

ひねり運動＋逆腹式呼吸で、ぽっこりおなか改善

おなかのコアの筋肉や下半身を鍛える運動は、消化器系の毛細血管の血流が増えて、胃腸や肝臓の働きもよくなり、胃下垂の改善にも役立ちます。

場所を選ばずどこでも簡単にできるウエストのひねり運動がおすすめです。腹筋運動だけでは鍛えられないわき腹の「腹斜筋《ふくしゃきん》」や「腹横筋《ふくおうきん》」も鍛えられます。おなかが出てくると腹筋運動をする人が多いですが、実は、ぽっこりおなかを改善するには、腹斜筋と腹横筋を鍛えることが重要なのです。体幹が鍛えられ、ウエストのくびれも出てきます。

通常の呼吸で行うだけでも効果的ですが、「逆腹式呼吸」を組み合わせて行うと、自律神経が整って効果倍増です。

逆腹式呼吸は、通常の腹式呼吸と反対に、まずおなかをへこませて息を吐ききり、そこ

から少しずつ息を吸い込んでおなかをふくらませます。**最初におなかをへこませることで腹部の内圧がより高まりやすく、マッサージ効果が増し、消化器系の血流がよくなります。**

ひねり運動＋逆腹式呼吸

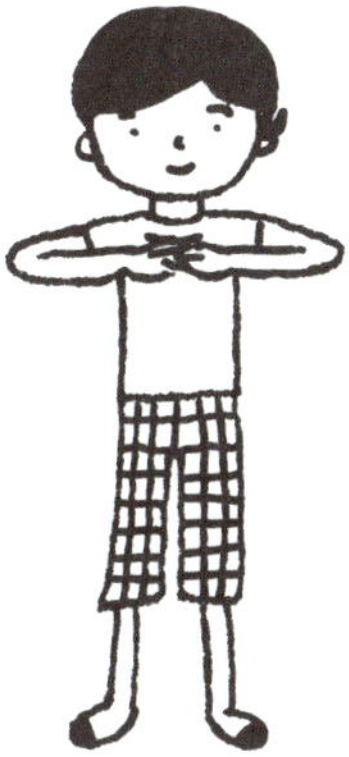

❶

足を腰幅に開いて立つ。手を組んでひじを曲げ、胸の高さまで上げる。

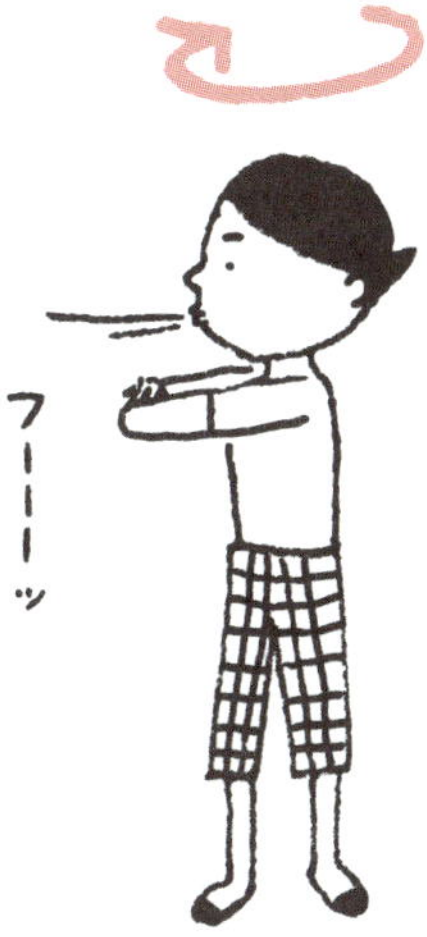

❷

ウエストを右に90度ひねり、そのまま逆腹式呼吸をゆっくり３回繰り返す。横隔膜が動くのを感じて。反対側も同様に。椅子に座って行ってもOK。

10

正しい姿勢も筋トレです

意外に見落としがちですが、正しい姿勢を保つことでも筋力を鍛えられます。姿勢を維持するときには、地球の重力に逆らって、首や背筋、腹筋、脚などの抗重力筋を使っています。つまり、よい姿勢で立つだけでも筋トレになるのです。背筋が伸びているかどうか気をつけるだけでも、姿勢が正されます。姿勢を正すことで鍛えられる赤筋は、毛細血管をより多く含むため、毛細血管の健康を保つことにもつながります。

座り姿勢も同様です。座るとき、背もたれに寄りかからずに背筋をすっと伸ばして姿勢を維持するだけでも筋トレになります。

パソコンを使うときは、目線がまっすぐになるように画面の位置を調整し、肩にストレスがかからない位置に、キーボードを置くのがポイントです。

ところで、ハーバード大学の研究では、**パソコンの前で過ごす時間が長い人ほど、体重**

がリバウンドする可能性が高いことがわかっています。1日あたりのスクリーンタイムが4時間以上の人がリバウンドする可能性は、1日1時間の人の2倍にもなるのです。

オフタイムには、できるだけパソコンやスマホに向かう時間を減らしましょう。仕事で長時間パソコンに向かう人は、合間に「ドローイン」など、ながら運動を取り入れて、姿勢をリセットしましょう。

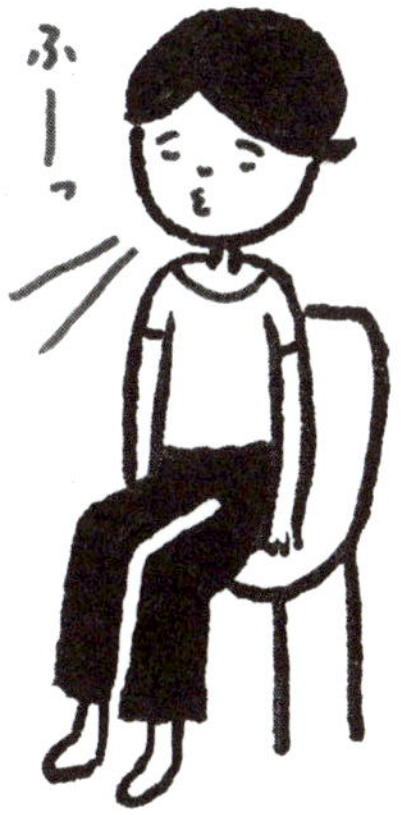

パソコン作業の合間にドローイン

息を吐き出しておなかを思い切りへこませ、そのまま30秒キープ。

11

運動が苦手な人、体に不安を抱えている人ほどジムが向く

ハーバード大学の研究によると、**適度な運動を続けることは、体内のフリーラジカル除去機能や、フリーラジカルによるダメージの修復機能を高める**ことがわかっています。

適度な運動を習慣づけることは、若さを保つ秘訣であることは医学的にも証明されているのです。

アメリカは日本のような皆保険制度がなく、ひとたび病気になって入院や手術となると高額な医療費がかかるため、病気を未然に防ぐという意識が非常に高く、日常的に運動をしている人がとても多いです。

フィットネスも盛んで、スポーツジムもたくさんあります。忙しいビジネスマンや一流の人ほど、時間を効率的に使ってベストコンディションを保てるよう、ジムを上手に活用し、運動の時間を日常生活にしっかり組み込んでいます。

ハーバード大学には医学部や研究所にジムが併設されており、研究者たちがいつでも汗を流せるシステムが整っています。本学のケンブリッジキャンパスには5階建てのジムがあり、教職員や学生は無料で利用できるのです。僕もボストンにいるときは週に1回は利用します。ジムに行かない日も、筋トレと軽いジョギングやキャッチボールなどを毎日30分程度行っています。

運動が苦手な人は、スポーツジムと聞いただけで気後れするかもしれません。でも、そういう方たちこそ、ジムが向いていると思います。トレーナーが一人ひとりに合った運動を提案してくれますし、正しい運動の仕方も指導してもらえます。ジム仲間ができると楽しくなって、モチベーションアップにもつながるでしょう。

たとえば、**ひざや腰に痛みがある人は、痛みがある部位にテンションがかかるのはNGですが、周辺の筋肉が落ちると、そこに行く毛細血管も減ってしまい治りが悪くなります。**するると、ますます動きたくなくなって、さらに痛みが出てくるという悪循環に陥りがち。

といっても、自己流で鍛えようとすると、間違ったやり方でかえって悪化させることにもなりかねないので、できれば、ジムで信頼できるトレーナーについて筋肉強化をはかることをおすすめします。

1

3食規則正しく。朝食が1日のリズムを決める

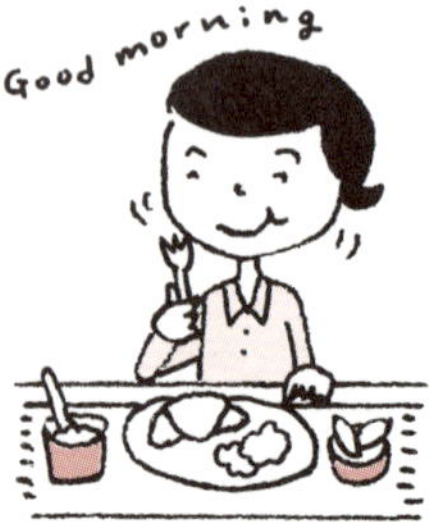

人は食べたものでできているといいますが、毎日の食事が大切なのは自明の理ですね。

ところが現代の日本人の1日のエネルギー摂取量は、十分な食事がとれなかった1940年代よりも減少しています。にもかかわらず、多くの人が肥満や生活習慣病に悩んでいるという大きな矛盾を抱えています。その背景には不規則な食生活があります。まず問題なのは朝食を抜くこと。レクチャー8（54〜55ページ）で脳には体内時計の親時計があり、朝日でリセットされると説明しましたが、朝食も1日の体内リズムを調整します。これは2008年にハーバード大学の研究でわかったことなのですが、親時計がある脳の視交叉上核近くの視床下部《ししょうかぶ》背内側核《はいないそくかく》には、食事によって体内時計を調整する「腹時計」が存在するのです。また、全身の細胞内の時計遺伝子も腹時計の役割をサポートします。

朝日を浴びてから1時間以内に朝食をとると、腹時計内の時計遺伝子が刺激され、全身

が地球に合ったリズムで動き出します。ところが、朝食を抜いて1日の食事を昼食からスタートすると、体内時計にズレが生じ、全身の臓器に負担をかけてしまうことに。さらには、体が飢餓に備えて栄養をためこむ方向に働くため、体重やコレステロールの増加を招いてしまいます。

朝は食欲がないという人がいますが、それこそ不規則な食事による体内時計の乱れからきている胃の不調かもしれません。**多少の胃もたれ程度なら、無理にでも3食規則正しく食べて、体内時計を修正するほうが調子は上向く**はずです。

また朝の便意は、空っぽの胃に食べ物が入ってくることがシグナルとなり、腸が刺激されて起こります。フルーツ、サラダ、ヨーグルト、スープなど、少しずつでもいいので朝食をとるようにすると、お通じがスムーズになるでしょう。ハーバード大学では朝8時開始の教授会もしばしばですが、その際にはミーティングルームにベーグルやパン、果物やサラダ、ヨーグルトなど、ひと通り準備されていて、朝食をとりながらの会議になります。朝食で脳のエネルギーをチャージすることで、仕事の能率も上がります。

もちろん、夕食抜きや21時以降の食事もNG。アンチエイジング・ホルモンの分泌を妨げ、不眠や肥満につながります。3食規則正しく食事をとって体内時計を整えることが、全身の毛細血管の劣化を防ぎ、太りにくく、老けない体への近道になります。

2 フルーツは朝食べる

果物はビタミンやミネラルなど血管の若さを保つ成分の宝庫ですが、果物をとるなら朝がベストな時間帯です。

朝は血糖値が低めなので、いきなり炭水化物や糖質の高いものを食べると、血糖値が急上昇し、余ったエネルギーを脂肪に変えるインスリンが大量に分泌されます。その点、**果糖は甘味が強いのにインスリンを必要とせず代謝が早いので好都合**。エネルギー不足になっている朝の脳に、素早くエネルギーチャージしてくれます。

しかし、日本人の果物の1日平均摂取量は100g程度です。厚生労働省は1日あたり200gを目標にしています。量の目安としては、みかん1個半で150g、リンゴ1個で200g、バナナ1本で100gくらいです。果物と野菜をミックスして生ジュースやスムージーにするのもおすすめです。

3

カルシウムは日が暮れてから

女性ホルモンのエストロゲンが減少する更年期には、骨量が急減します。閉経以降の女性の骨量は、男性に比べ20〜30％も低くなり、骨粗鬆症《こつそしょうしょう》のリスクが高まります。一方、カルシウムのサプリをとりすぎると、血管の石灰化を招き、心筋梗塞や脳卒中の発症リスクを高めるという報告も。サプリに頼るよりも、乳製品や小魚、海藻類、小松菜などカルシウムの豊富な食べものを早い段階から積極的にとって、骨量の減少をできるだけ食い止めたいものです。

カルシウムを効率よくとるにはタイミングも重要です。骨は新陳代謝を繰り返していて、日中に古くなった骨が壊され（骨吸収）、日が暮れると新しい骨がつくられます（骨形成）。**夕食時に、骨形成に必要なタンパク質やマグネシウムと一緒にカルシウムをとる**と効率的です。

4

遅い時間の食事で太るのは肥満タンパクのせい

夕食は18〜19時にとる、これが理想です。というのも、**夜は朝までの飢餓状態に備えて「肥満タンパク」が増える**のです。肥満タンパクとは、体内時計をコントロールする「ビーマル1」という時計遺伝子によってつくられるタンパク質なのですが、脂肪合成を促し、体を脂肪ためこみモードにします。同じカロリーでも昼より夜に食べるほうが脂肪になりやすいのはビーマル1のせいなのです。

また、睡眠中はコルチゾールというホルモンが余分な脂肪を分解してくれているのですが、遅い時間に食事をすると血中に十分栄養があるため体脂肪が使われず、「寝ながらダイエット」の恩恵が受けられなくなります。それは誠にもったいないことですね。

遅くとも21時までには夕食をすませてください。**寝るのが遅くなりそうなときは、18時までに主食を食べて、20時以降におかずを食べる**分食がおすすめです。

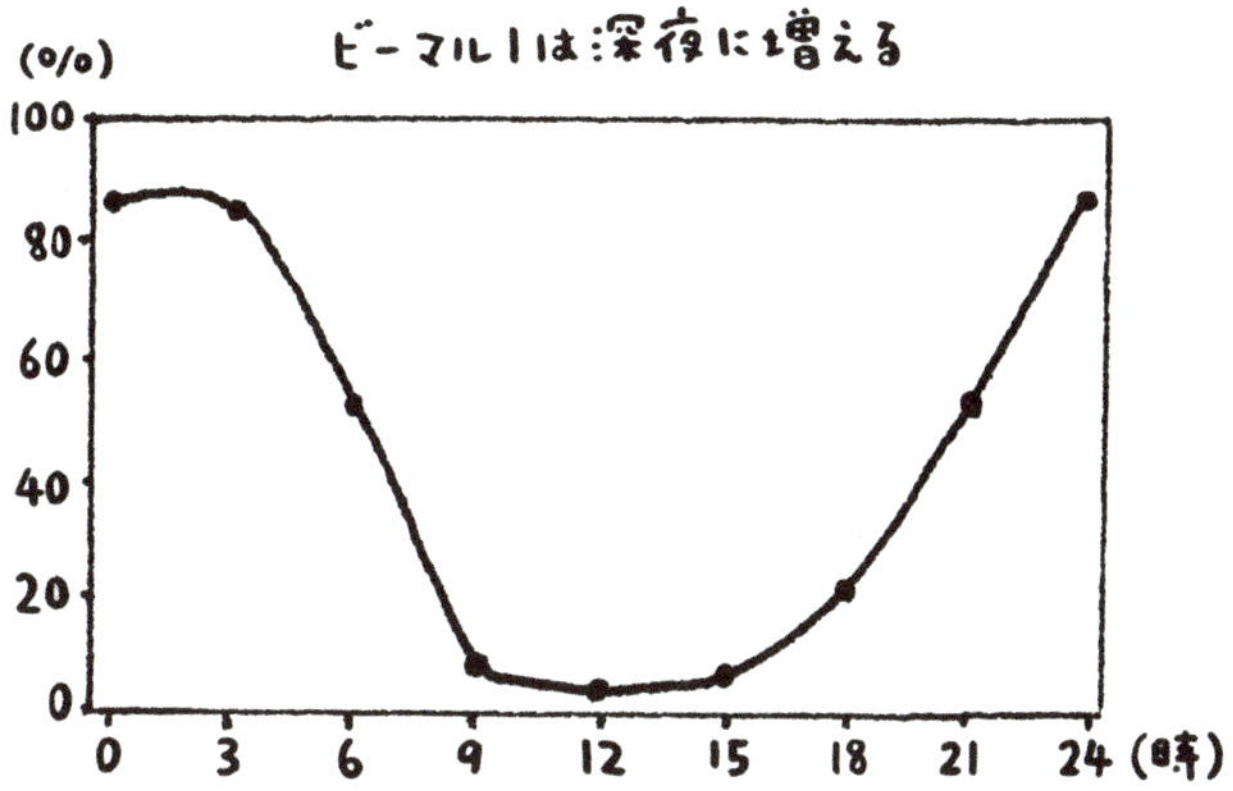

Canaple L, et al. Mol Endocrinol. 2006.（改変引用）

肥満タンパクは夜増える！

マウスを使い脂肪合成にかかわる時計遺伝子ビーマル１の脂肪組織中の量を調べた実験では、21時頃から午前３時頃にかけてビーマル１が激増。午前３時以降は徐々に減っていき、12時から15時頃にもっとも減少。

5

3時のおやつは正しかった

「3時のおやつ」は、実に理にかなっています。というのも、脂肪合成にかかわる**肥満タンパクのビーマル1は、12時から15時頃にもっとも減少するので、この時間帯は甘いものをとっても太りにくい**と考えられるのです（125ページグラフ参照）。

ただし、昼食にごはんなどの炭水化物をとっていれば、脳のエネルギーとしては十分。仕事や勉強で脳を酷使する人でも、5〜6時間はもちます。

また、食後3〜4時間くらいすると食べものが消化されて空腹状態になりますが、このとき、血糖値を上げるために成長ホルモンが分泌されます。ただし、空腹の時間が長すぎると、ストレスホルモンのコルチゾールが出てくるので、食事と食事の間は5時間くらいおくのがベスト。つまり、1日3食で間食なしがいちばん理想的なのです。

おやつは毎日の習慣にせず、ごほうびや気分転換として位置づけるのが賢明です。

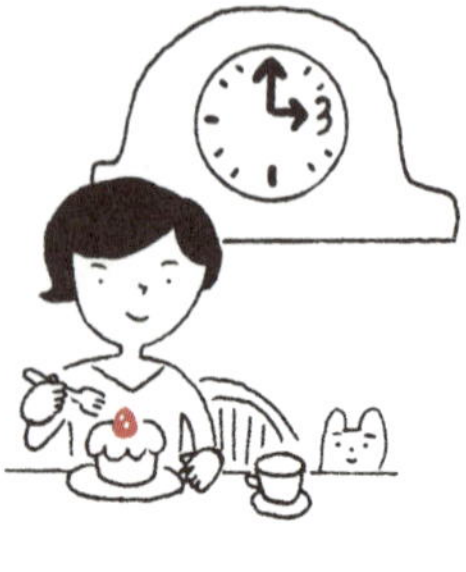

6

1日ひと粒の梅干しを

平安時代から食されてきた日本の伝統食・梅干し。あの小さな実には数々のパワーが秘められているのをご存知ですか？

強力な抗菌作用をもち、豊富なクエン酸で血液をサラサラにして、酸性に傾きがちな血液を弱アルカリ性にキープ。毛細血管の健康を保つことにもなります。**乳酸菌が腸内の善玉菌を増やしてくれるほか、解毒作用や胃がん抑制作用がある**ことも確認されています。

梅干しを食べる際に出る唾液は、〝刺激唾液〟と呼ばれ消化酵素を多く含み、消化を助けます。1日ひと粒の梅干しで、体の内側からキレイになりましょう！

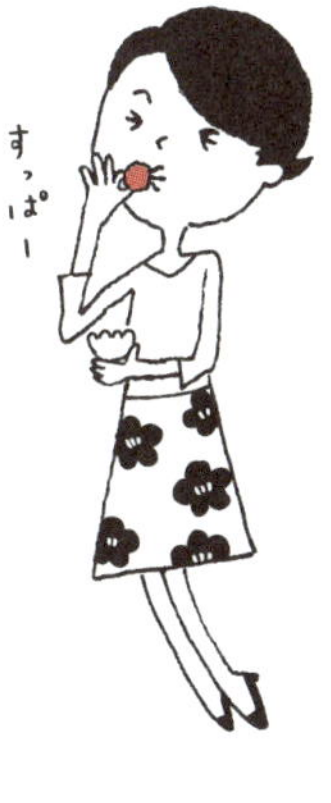

7 腹七分で脳が若返り、長寿遺伝子もオン！

食で若さを保つ方法として、ここ数年、世界的に注目を集めているのが「カロリーリストリクション」、略してカロリス。必要な栄養素を網羅したうえで、**毎日の総摂取カロリーを標準の7〜8割程度に**制限する方法です。

メタボを抑え、脳や血管をはじめ全身の細胞を若返らせる「アディポネクチン」というアンチエイジング・ホルモンが、カロリスによって増加することが報告されています。

動物実験では、カロリスで**長寿遺伝子**がオンになることもわかっています。老化の原因となるフリーラジカルを消したり、免疫細胞を正常化したりする「サーチュイン」という酵素をつくり出せる働きをもつ遺伝子です。老化に関連するさまざまな働きをコントロールしていて、普段はオフになっているのですが、オンになると、染色体の先端にある細胞分裂の回数を決め、寿命の回数券ともいえる「テロメア」が保護されます。結果、**血管の**

内皮細胞をはじめとする細胞が長生きして、老化が遅くなり寿命が延びると考えられます。

暴飲暴食を続けると、「アディポサイトカイン」という悪玉ホルモンが増えて、血圧を上げたり、インスリンの働きを阻害したり、脂肪をためこんだり、さらには脳に食べるようにそそのかして、メタボを加速させてしまいます。会食や飲み会はなるべく週2日までにとどめ、外食が続いた週の翌週は、腹七分くらいに抑えましょう。それにより長寿遺伝子もオンになります。

断食はやり方にもよりますが、空腹の時間が長すぎると体内時計が乱れ、体調を悪くする人もいます。朝昼晩と1日3食の規則正しいリズムを保ち、1食の量を少なめにするのが正解です。

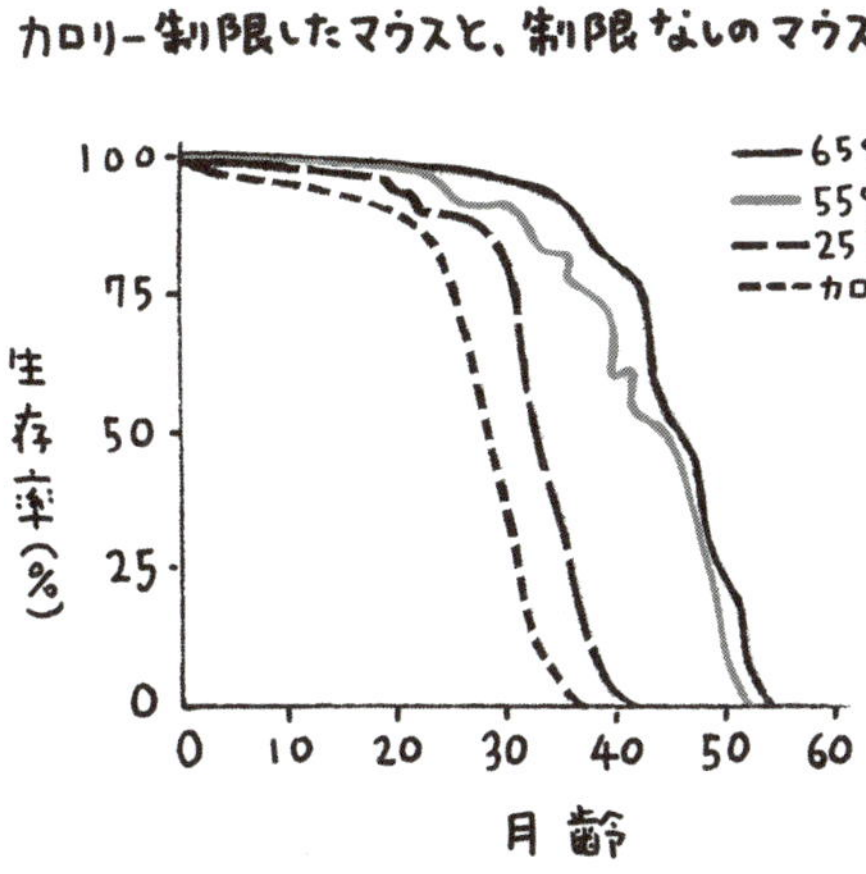

マウスを使った実験では、タンパク質、脂質、炭水化物、必須ビタミン、微量のミネラルなどの栄養分を確保しながら、総摂取カロリーを通常の65%程度に落とすことで、寿命がもっとも長くなるというデータが出ている。

Weindruch R, et al. Journal of Nutrition. April,116(4).1986（改変引用）

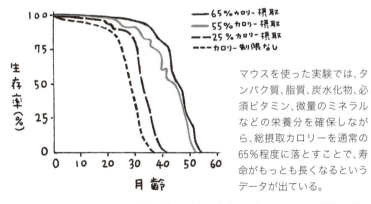

8 カラフルな食材で体の酸化を防ぐ

老化の原因となるフリーラジカルは、血液をドロドロにして毛細血管をサビさせます。毎日の食事に抗酸化食品を取り入れて、毛細血管の掃除をしてもらいましょう。

老化の引き金となる〝酸化〟に対抗するためのマストフードは、抗酸化食材。トマトやスイカを赤くしているリコピン、ニンジンをオレンジにしているβ-カロテンなど、**抗酸化成分はカラフルな色をしているものが多く、食材を選ぶ際の目印に**なります。

この色鮮やかな色の由来は「ファイトケミカル」。植物が紫外線や害虫から身を守るためにつくり出す化学物質です。鮭のサーモンピンクも、海藻に含まれる「アスタキサンチン」という強力な抗酸化成分の色で、食物連鎖によって鮭に蓄積されたものです。

「レスベラトロール」は強力な抗酸化作用があるうえに、長寿遺伝子をオンにすると考えられています。赤ワインなどに含まれますが、長寿遺伝子を活性化するには大量にとらなくてはならず、サプリが注目されています。ただ研究途上の段階ですし、そもそも「コレさえとればＯＫ」というサプリはありません。サプリでとるのは、不摂生が続いたときの奥の手くらいに考えるのがいいでしょう。

食べものにはサプリでは補えないさまざまな有効成分が含まれています。とくに、**ファイトケミカルをサプリで効率よくとるのは至難の業。果物や野菜からとったほうが、バランスよくとれます。**抗酸化成分にはさまざまな種類があり、複数を摂取することで効果が増強されるので、1度の食事にできるだけ数品目の抗酸化食材を取り入れていきましょう。

抗酸化作用のある食べものはいっぱいある

ビタミンE	ナッツ類、未精製の穀類、アボカド、卵
ビタミンC	ベリー類、柑橘類、小松菜、ピーマン
β-カロテン	ニンジン
アントシアニン	ブルーベリー、赤ワイン、黒豆
ケルセチン	ブロッコリー、玉ねぎ、リンゴ、レタス
カテキン	緑茶、ココア、リンゴ
ルチン	そば
イソフラボン	大豆・大豆製品
アスタキサンチン	サーモン、カニ、エビ
リコピン	トマト、スイカ
ルテイン	ほうれんそう、とうもろこし
クロロゲン酸	コーヒー、なす
エラグ酸	イチゴ、ラズベリー、ザクロ
クルクミン	ウコン
セサミン	ゴマ
コエンザイムQ10	いわし、牛肉
カプサイシン	赤ピーマン
亜鉛	魚介類、カキ、肉類、小麦胚芽
カルノシン	鶏肉
レスベラトロール	赤ワイン、ぶどうやリンゴの皮

9
低GI食品で血糖値を下げるホルモンを節約

血管内の糖が過剰になると内皮細胞がダメージを受けますが、とくに栄養吸収の最前線である小腸粘膜のひだの毛細血管には大きな負荷がかかります。そこで、毛細血管の内皮細胞を介して血糖値を下げるインスリンが大量投入されるのですが、そのようなことが続くと、当然インスリンはオーバーワークに。次第にインスリンの効きが悪くなり、ついには枯渇して、糖尿病のリスクが高まります。血管の健康を保つためには、血糖値を急激に上げないことが大切。葉野菜やきのこ、果物、肉、魚、海藻、大豆製品、チーズ、ナッツ類など、**血糖値を上げにくい「低GI値」の食品を意識的にとる**よう心がけましょう。

また寝不足で睡眠の質が低下すると、血糖値が上がります。**夜更かしして夜食を食べるのは最悪**です。**インスリン自体に老化を促進する作用も**あるので、老化防止や毛細血管の健康のためにも、インスリンを浪費しない規則正しい生活習慣を身につけましょう。

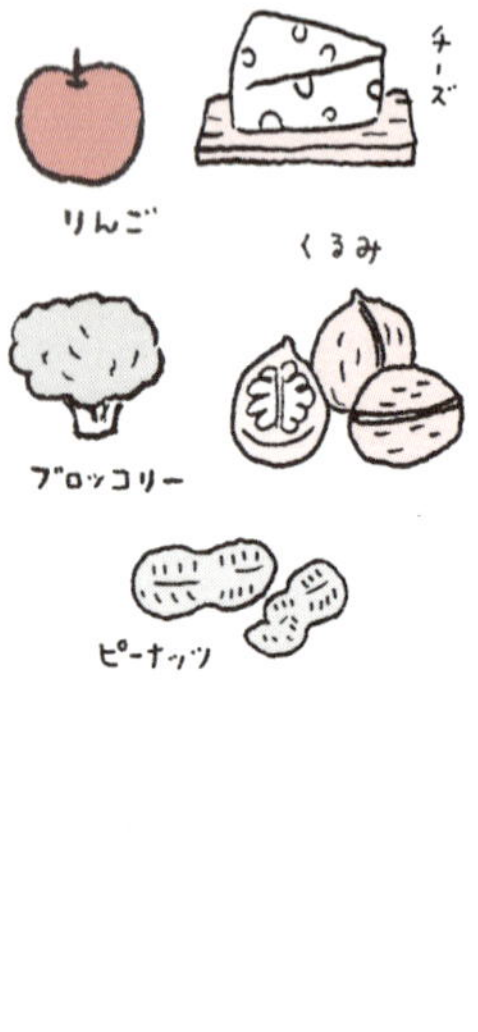
チーズ
りんご
くるみ
ブロッコリー
ピーナッツ

10

食べ順は「野菜・海藻→タンパク質→炭水化物」

糖質制限ダイエットが流行っていますが、まったく抜いてしまうとその分、他の栄養素を過剰にとり、結局カロリーオーバーになりがちです。**炭水化物は五大栄養素のひとつですから、最低でも1日120gくらいは必要**です。炭水化物でも、玄米や全粒粉パンなど、精製されていない色のついた食材は、低GI食品なのでおすすめです。

また肉食もブームですが、タンパク質はとりすぎると腎臓に負担をかけます。とくに**肉は腸内に滞留する時間が長く消化器系に負担をかけるので、肉ばかりに偏るのもNG**です。

無理なく血糖値を低く抑えるには、食事の順番を工夫することです。最初に野菜や海藻などの食物繊維を食べてから魚や肉の主菜に移り、ごはんやパンなどの炭水化物はあとに回すと、血糖値の急上昇を抑えられます。インスリンもゆるやかに分泌され、摂取した糖質はすみやかにエネルギーとして消費され、不要な脂肪になることはないのでご安心を。

11 30回かんで食欲ホルモンを調整

レプチンとグレリン。童話に出てくる仲よしきょうだいのような名前ですが、いずれも食欲系のホルモンです。「レプチン」は脂肪細胞からつくり出される食欲抑制のホルモン。肥満遺伝子を研究する過程で発見されました。一方、「グレリン」は胃から分泌される食欲増進ホルモンです。

というと、レプチンが増え、グレリンが減ったほうがいいと思われがちですが、そう単純ではありません。お年寄りがやたらと肉食に走ったり、暴飲暴食する背景には、レプチンが下がりっぱなしで、満腹中枢と空腹中枢が機能していない状態が想定されます。

グレリンには成長ホルモンを促す働きもあり、2つのホルモンがバランスよく働くことが大切なのです。

そのためには、ゆっくり食べることです。**レプチンの分泌速度は遅いので、早食いする**

と過食を抑制するレプチンの分泌が追いつかず、つい食べすぎてしまいます。血糖値も急速に上昇し、血糖値を下げるホルモン・インスリンが無駄遣いされることになります。

ゆっくり食べるコツは、30回かんで食べること。すると、食事の時間が30分くらいになり、自然に食事の量が腹八分目になります。血糖値の上昇もゆるやかになるので、インスリンが過剰に分泌されることはなく、全身の毛細血管への負担もなくなります。

最初の何口かだけでも試してみてください。「30回」と意識していれば習慣化します。すぐに飲み込むのが気持ち悪くなってきたらしめたものです。

「かむ」という運動自体が脳に刺激を与え、ハッピーホルモンの「セロトニン」を増やして気持ちを安定させ、ストレスを解消する効果があります（163ページ参照）。

夜は食欲増進のグレリンが分泌されやすく、体自体が蓄える方向にシフトするので、夕食はとくによくかんでゆっくり時間をかけて食べましょう。夕食を抜いてグレリンが出ているのに空腹のまま寝ると、ストレスホルモンのコルチゾールが出て、結局、深夜にドカ食いするという、負の循環に陥りやすいのでご注意ください。

12 血管にいい脂肪と悪い脂肪

血管内にたまった脂肪は、プラークというかたまりをつくり血管を詰まらせます。とくに、**マーガリンやショートニングに含まれるトランス脂肪酸は、大量にとりすぎると動脈硬化のリスク**を高めます。海外では規制の動きがあり、ニューヨークでは飲食産業での使用は禁止されています。また、時間の経った揚げものは、脂肪分が酸化することによってフリーラジカルの発生源に。なるべく新しい油を使った揚げたてのものを食べること。

一方、血管にいい脂肪もあります。ＥＰＡ、ＤＰＡという脂肪酸で、マグロやサバ、サンマ、イワシなどの青魚、アマニ油やエゴマ油などに豊富に含まれており、高血圧の食事指導でも推奨されています。いずれも不飽和脂肪酸の**オメガ3系**という種類で、**EPAには血液サラサラ効果が、DPAには脳の情報伝達をスムーズにして、記憶力をアップ**させる効果があります。ただし、酸化しやすいので、新鮮なうちに食べることが肝心です。

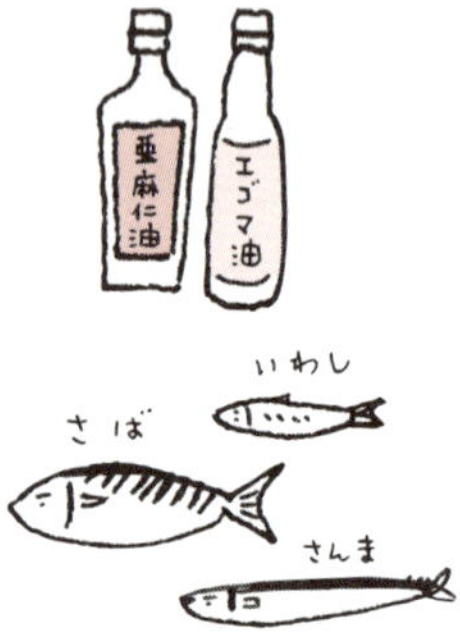

13

薬味やスパイスで血圧&毛細血管対策

塩分や油のとりすぎは、血管の圧を高めるので控えたほうがいいのは周知の事実。ですが、突然薄味に切り替えると物足りなさを感じるもの。家で料理するときは塩の代わりに薬味やスパイス、だしやビネガーをきかせる、油で炒める代わりに蒸す、煮る。しょうゆやソースは料理に直接かけず、小皿にとってつけるなど、料理法や味つけにひと工夫を。

また、アボカド、サツマイモ、納豆、ほうれんそう、バナナなど、**カリウムを多く含む食材は、体内の余分なナトリウムを排出してくれる作用が**あります。ただし、腎臓が悪い人はとりすぎると、高カリウム血症になり、不整脈を招くことがあるので要注意。

最近、シナモンに含まれる桂皮エキスが毛細血管を増やすことがわかってきました。ただし、いくら体にいいといっても、特定の食品を大量にとるのは危険です。安易な健康情報に踊らされないように、過ぎたるは及ばざるがごとしと肝《きも》に銘じておいてください。

14

死んでる腸内細菌も有効です

腸内環境が乱れると、腸に張りめぐらされている毛細血管もダメージを受けて、腸粘膜の新陳代謝がうまくいかなくなり、便秘や下痢、腸炎などを引き起こします。

また、腸管には体全体の7割ものリンパ組織が存在し、外敵から体を守る免疫組織の中心的な役割を果たしていますから、腸内環境が乱れると免疫低下にもつながります。

腸内細菌はメンタルにも大きく影響します。ハッピーホルモンのセロトニンや、やる気を起こすドーパミンは、腸内細菌の働きによって腸で合成されており、悪玉菌が増えて腸内環境が乱れると精神状態にも悪影響があります。

腸内環境を整えるには、食べものから善玉の腸内細菌を取り入れることです。最近、生きたまま腸に届く腸内細菌〝プロバイオティクス〟を含むヨーグルトや乳酸菌飲料がたくさん出回っています。生きたまま届くほうがいいイメージがありますが、実際のところは、

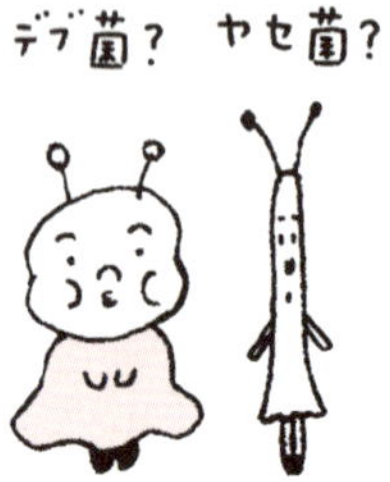

死んだ菌でも腸での刺激になりますし、生きた菌より劣るというデータもありません。

善玉菌もひとつの種類だけをとり続けると、その菌が過剰になり腸内環境のバランスが崩れることも。ヨーグルトにしてもチーズにしても、ひとつに決めず、いろいろ試してさまざまな菌を取り入れるといいでしょう。納豆、漬け物、味噌、しょうゆなど、日本古来の伝統食には、日本人に馴染み深い乳酸菌をたっぷり含んだ発酵食品がたくさんあるのでぜひ見直してみてください。

また最近では、体型を決定づける腸内細菌、いわゆる「デブ菌」「ヤセ菌」が発見されたと話題になりました。確かに、太ったマウスの腸内には通称「デブ菌」と呼ばれる「ファーミキューティス属」の腸内細菌が多く、やせているマウスの腸内には通称「ヤセ菌」と呼ばれる「バクテロイデス属」という腸内細菌が多いことが報告されています。

ですが、肥満の人の腸内フローラに特定の菌が多い傾向があるからといって、イコール肥満の原因ではなく、あくまで、肥満傾向のひとつの指標に過ぎません。ヤセ菌についても同様です。そもそも腸内細菌がすんでいるのはほとんど大腸です。また、**栄養の吸収は小腸がメインで大腸ではほとんどなされない**、という点からも、腸内細菌だけが体型に大きく影響するとは考えにくい。人での影響は、今後さらに研究が必要です。

1 忙しい夜こそ湯船につかる

弱っている毛細血管を復活させ、毛細血管に体の隅々まで栄養やホルモンを運んでもらうためには、夜に副交感神経を十分に働かせて、末梢の毛細血管までしっかり開かせることが必要です（72〜73ページ参照）。

そのために外せない有効な手段がお風呂です。夜は、ぬるめのお湯をはった湯船にゆっくりつかって、体を休息モードにする副交感神経を促しましょう。

忙しい現代人は、夜遅くまで活動して夜間に交感神経を働かせるような生活を送りがち。寝る時間を確保するためにシャワーですませるという人も多いようですが、**夜は10分でもいいので湯船につかって**ください。

忙しいときほど交感神経が優位になっていますから、副交感神経を刺激してあげるほうが、体も心も解放されスムーズに眠りに入れます。寝つきがよくなり、眠っている間に、成長ホルモンなどのアンチエイジング・ホルモンがしっかり働き、体の修復・再生も効率よく進みます。

シャワーの場合は、肌に触れる部分が局所的になるのでお湯の温度が高くなり、それが刺激となって交感神経を優位にしてしまうので、寝つきが悪くなり、毛細血管も収縮して、全身に栄養やホルモンを届けることができません。

欧米人が日本人より老けてみえがちなのも、シャワーですませる人が多いため、末梢の毛細血管が開く機会が少ないことが一因かもしれません。


シャワーを浴びるなら、夜ではなくダンゼン朝です。**朝、食後に熱めのシャワーを5分**ほど浴びると、交換神経が刺激されて活動モードになり、頭や体がシャキッとします。

夜と朝で入浴法を変えることで、自律神経のメリハリがついて体内時計も整い、毛細血管がしっかり機能して、アンチエイジング・ホルモンの分泌も活性化されていきます。

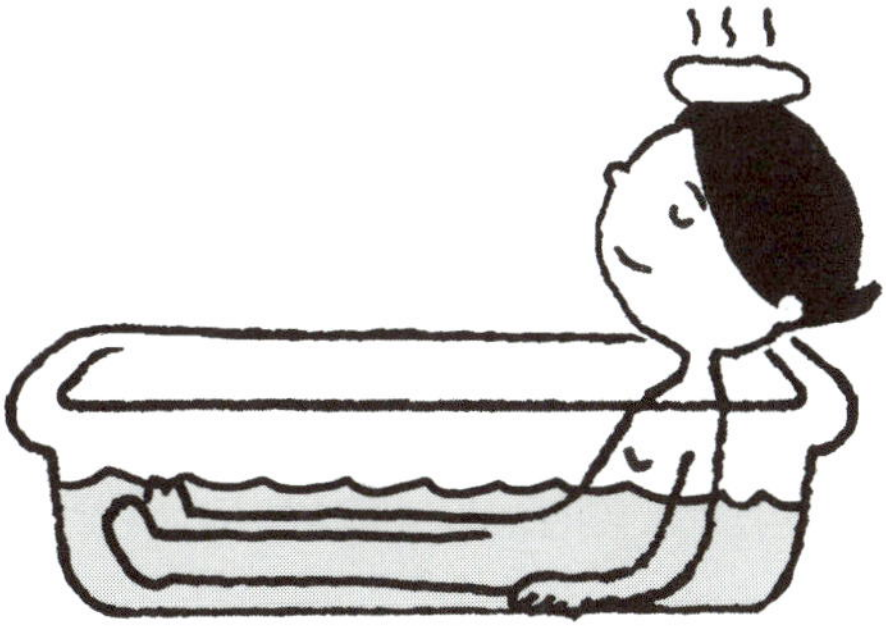

2

寝る直前に温めすぎると逆効果

お風呂は手っ取り早く体を温めて血液循環をよくしてくれるので、毛細血管を元気にするには最適です。ただし、むやみに体を温めても逆効果になるので要注意です。

たとえば、寝る直前に熱いお風呂に入ると、交感神経が刺激され、毛細血管が収縮し、体の中心に血液が集まります。**人間は夜になると深部体温が下がって眠くなるようにできているので、寝る前に体の中心に熱が集まると寝つきが悪くなる**のです。眠りの質が落ちれば、睡眠中に行われるべき毛細血管の修復作業が滞ってしまいます。

おすすめは寝る1時間前のぬるめのお風呂。副交感神経が優位になって毛細血管がゆるみ、末端にまで血液が行き渡り深部体温が下がります。ベッドに入る頃にちょうど体温が下がって熟睡できます。ぐっすり眠っている間に、昼間に血中に入った栄養分や酸素、睡眠中に分泌されるホルモンが末梢まで行き渡り、体のメンテナンスが十分に行われます。

3

毛細血管を広げる泡のお風呂

微細な気泡を大量に発生させるジェットバスや炭酸系の入浴剤は、入浴効果を高めてくれます。とくに、超微細な気泡群を大量に発生させる機器類と強力な炭酸系の入浴剤を組み合わせると、さらに効果倍増です。泡がはじけるときに発生する超音波で、高いマッサージ効果と温熱効果が得られます。

また、炭酸の刺激と毛細血管への浸透で、**血管壁を広げるNO（一酸化窒素）が内皮細胞から適量分泌され、全身の毛細血管がしなやかにゆるみ、血流がとてもよくなります。**毛細血管の劣化を防ぎ、弱った毛細血管を復活させるには最適な方法です。

一酸化窒素は、時間をかければ半身浴でも出てくるので、炭酸の入浴剤を入れてゆっくり半身浴をすればダブルの効果が得られるのでおすすめです。

4 ストレスフリー入浴法

ゆったりと腹式呼吸をしながら湯船につかる。その時間は余計なことを考えないで、ただ入浴を楽しむ。

そんなリラックスタイムをしかるべきタイミングで取り入れることは、弱っている毛細血管を復活させるのに、最適な方法のひとつです。

湯船に肩までしっかりつかれる場合は10分程度、半身浴の場合は30分程度ゆったりと入浴しましょう。湯船につかる入浴によって、全身の血流がよくなります。

しかるべきタイミングというのは寝る1時間前。この時間にお風呂でリラックスしながら、ストレスを忘れることで、毛細血管への血流をしっかりキープすることができます。そして、そのすぐ後にやってくる睡眠の時間を、充実したものにすることができるのです。

いやなことがあって雑念が頭に浮かんできてもスルーして、ゆったりと腹式呼吸をしながら、ただただ入浴の気持ちよさに意識を向けて、その気持ちよさをしみじみ味わってください。副交感神経がよりスムーズに優位になり、毛細血管へ血液が流れやすくなります。

入浴後はできれば照明を落とし、睡眠ホルモンもキープしましょう。お風呂でのよい流れを保ったままゆったりと過ごすことで、**末梢の毛細血管への血流が保たれ、深部体温が徐々に下がり、やがて心地よい眠気を感じることができる**ようになるでしょう。すると、とても効率的に、弱った毛細血管を睡眠中に復活させることができます。

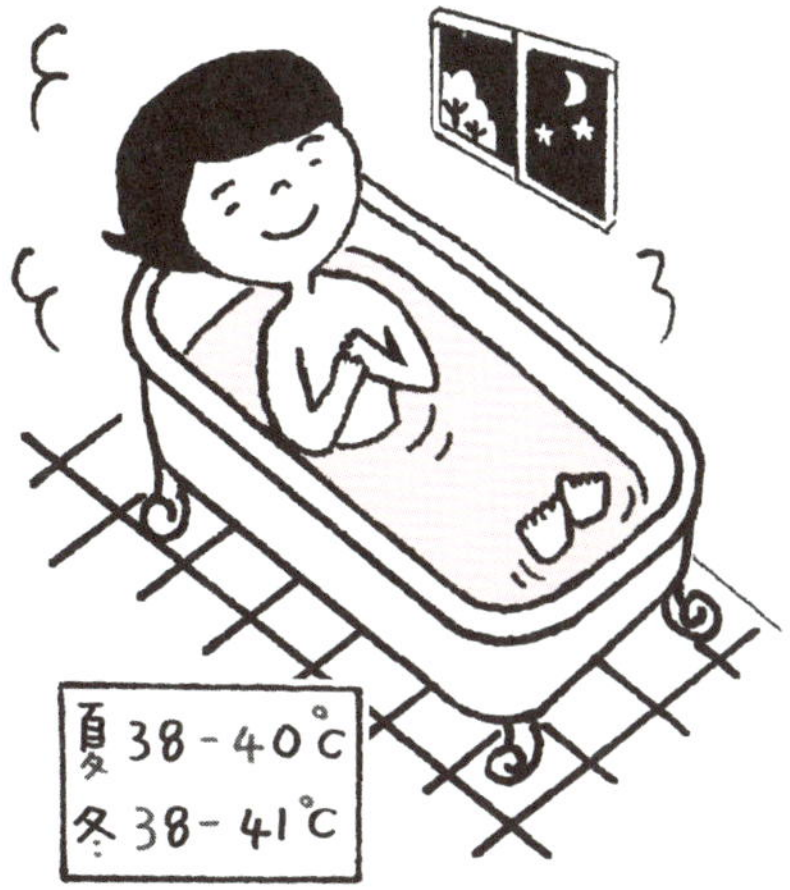

夏は38〜40度、冬は38〜41度くらいのお湯に設定。みぞおちまでお湯につかって。浴槽の半分にふたをすると、蒸気が逃げにくいのでサウナ効果も得られる。

5 毒素排出リンパシャワー

体の毒素を排出するには、血液の流れとともに、リンパの流れもよくする必要があります。リンパは血液中の水分（血漿）が毛細血管の壁からリンパ管へとにじみ出たもので、リンパ管は全身に網の目のように張りめぐらされていて、血中の老廃物を回収し、体外に排出する役割を果たしています。お風呂で血行をよくしながら、リンパの流れをよくすることで、さらなるデトックス効果がねらえます。

そこでおすすめしたいのが、シャワーとボディー洗浄を組み合わせたリンパマッサージです。やり方はとても簡単。お風呂で体を洗うついでに、リンパを流しましょう。

1　頭部→胸→肩→ひじ→手→背中→腰→おしり→太もも→ひざ→足

泡立てた石けんを手にとり、手のひらや指などを密着させてなでるようにさすりながら、1の順番で上から下に、中心から外に向かって、リンパの流れを促しつつ体を洗います。

リンパ管は、比較的皮膚から浅いところにあるので、強い力をかけすぎないことが大切。心地よいくらいの軽い圧でマッサージするのが最適です。

2 足↓ひざ↓太もも↓おしり↓腰↓背中↓手↓ひじ↓肩↓胸↓頭部

体を洗い終わったら、やや熱めのお湯で、2の順番で心臓から遠いところから順にシャワーをゆっくりと浴び、石けんを洗い流していきます。全身のリンパの流れがよくなり、老廃物や毒素がしっかり排泄されます。

体を洗う前に、リンパの流れの要所要所にあるリンパ節を押してほぐしておくとなお効果的です。僕は大手化粧品メーカーのリンパマッサージを開発していますが、顔だけでなく全身のリンパの流れをよくすることで、むくみがとれ、肌にハリが出て、化粧のノリが明らかによくなります。

全身にある主なリンパ節

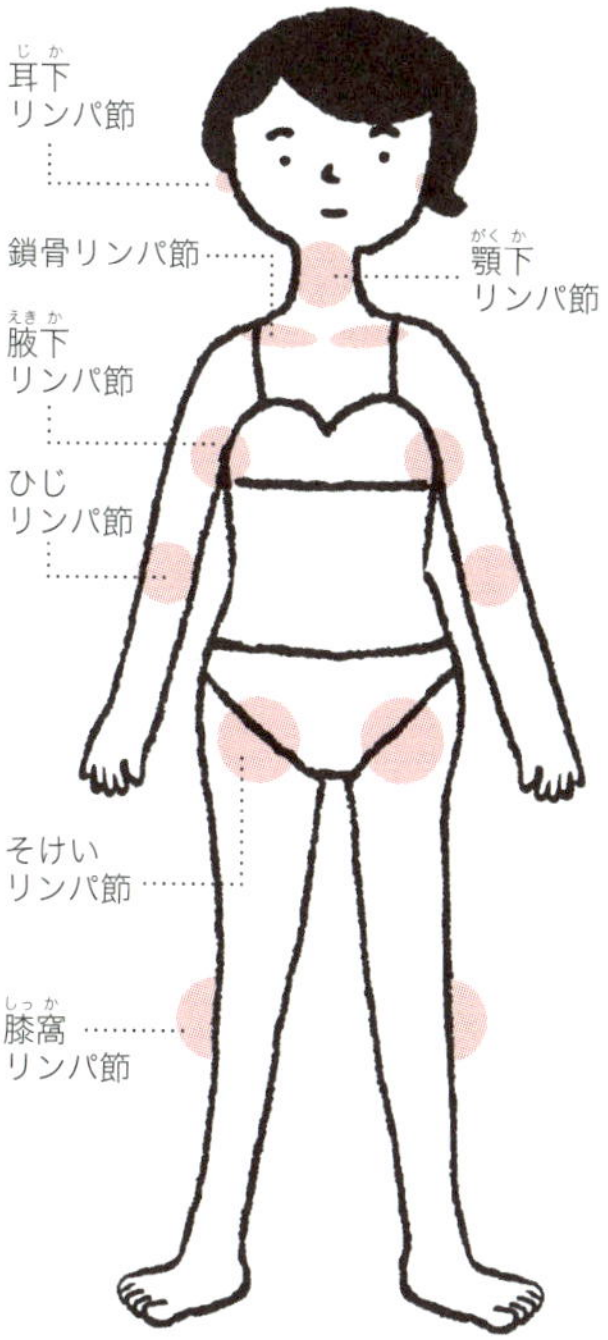

6

42度のお湯にたった10分でアンチエイジング・タンパク増量

疲れがたまっているときには、42度くらいの少し熱めのお風呂に10分間つかる入浴法がおすすめです。**免疫力を強化するタンパク質「ヒートショックプロテイン（HSP）」が増量**されます。

HSPには傷んだ細胞を修復する働きがあり、細胞にストレスがかかると、そのストレスから体を守るために増産されます。その性質を利用して、お風呂の温熱で細胞に適度なストレスを加えHSPを増やすのです。

HSPはフリーラジカルを抑えて皮膚を紫外線から守ったり、コラーゲンを保護したり、美肌づくりにも大貢献しています。HSPを増やす化粧品や薬も開発されていて、世界各国で研究されています。

残念ながら、HSPもまた年齢とともに減っていくので、42度入浴を習慣にして、日頃からＨＳＰを増やしておきましょう。ストレスに強くなり、細胞が傷ついた場合もすみやかに回復に導き、病気の予防につながります。ただし、42度以上で長湯すると、深部体温が2度以上上がって、血栓ができやすくなるなど、デメリットが出てくることも。42度の10分入浴で十分効果が得られますから、下手に欲張らないことです。

42度でも交感神経が刺激されて眠れなくなることもあるので、**夜に行うなら寝る2時間前までに、週1回くらいのペースで**実践するとよいでしょう。ＨＳＰの効果は1週間ほど継続するので、このペースでも十分に効果があります。

7 血圧を下げるお風呂呼吸ストレッチ

お風呂の中は、水圧と浮力で筋肉がほぐれやすく、ストレッチに最適です。とはいえ、あまり激しいストレッチはのぼせてしまって逆効果。そこで、**高血圧の人でも安心してできる**、とても簡単な手首と首のストレッチをご紹介します。

筋肉をほどよく伸ばすことで、副交感神経が優位になり、毛細血管がゆるんで血流がよくなって、睡眠中のアンチエイジング・ホルモン分泌も活発になります。

筋肉を伸ばすときは、息を細く長く吐きながらゆっくり行うのがポイント。余力があれば、もうひとつの首、足首のストレッチも行ってください。足の指の間に手の指を差し入れて、ゆっくりとぐるぐる回すだけでOKです。お風呂の中で筋肉を気持ちよく伸ばすことで、緊張がほぐれ、末端の毛細血管の隅々まで血液が循環。毛細血管の健康を保ちます。それは質のよい睡眠へとつながり、睡眠中の「再生工場」の稼働がスムーズになります。

手首のストレッチ

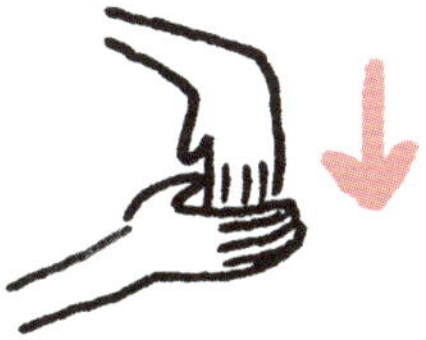

❶

左手を前に伸ばし、指先を下に向け、手のひらが自分に向くように手首を曲げる。右手で左手の親指以外の指をつかみ、自分のほうにゆっくりと引く。反対の手も同様に。各10回。

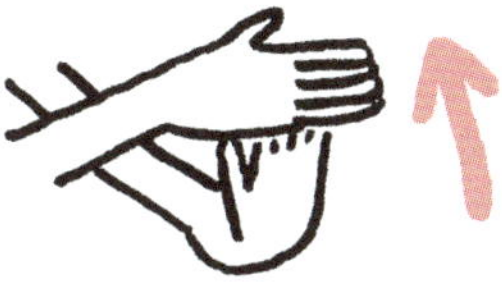

❷

続いて、左手を前に伸ばし、指先を上に向け、手首を曲げる。右手で左手の親指以外の指をつかみ、自分のほうに引いてゆっくりと反らす。反対の手も同様に。各10回。

首のストレッチ

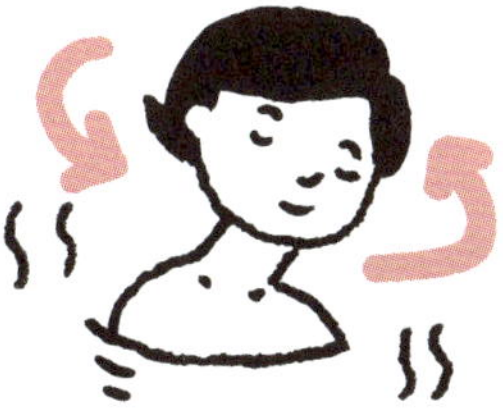

息を吐きながらゆっくり首を前に倒し、同様に後ろに倒す。続いて、首を前からぐるりと左回りに大きく１周。同様に、右回りに大きく１周。各３周。

8 お風呂上がりの、ゆるゆるストレッチ

血行のよくなっている入浴後は、ストレッチにもってこいです。関節がやわらかくなっているので、可動域いっぱいまで伸ばせます。

日常生活の中だけでは、関節可動域が狭く、フルに使っていないので、放っておくとだんだん固くなってしまい、徐々に動く範囲が狭まってきます。5分でもいいので、毎晩の習慣にすると、肩こりや腰痛が改善され、姿勢もよくなります。とくに冷え症の人は、入浴後にストレッチをすると手足がポカポカして、寝つきがよくなります。

ここでは衰えやすい下半身のストレッチを紹介しますが、背骨も伸ばすので上半身にも効きます。**入浴後に腹式呼吸をしながらゆったりと背骨を伸ばす**と、脊椎の骨髄でつくられる、毛細血管の原料となる血管幹細胞などが動員され、副交感神経も優位になって、毛細血管が増えやすくなります。

股関節のストレッチ

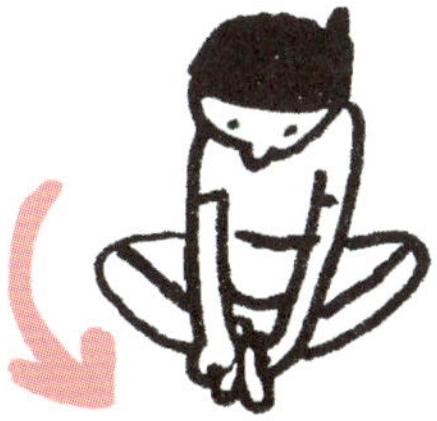

床に座って、両足の裏をくっつけて、つま先を両手で持つ。股関節が開くのを感じながら、背中が丸まらないように背筋を伸ばし、おなかから上体をゆっくりと前に倒す。

足腰のストレッチ

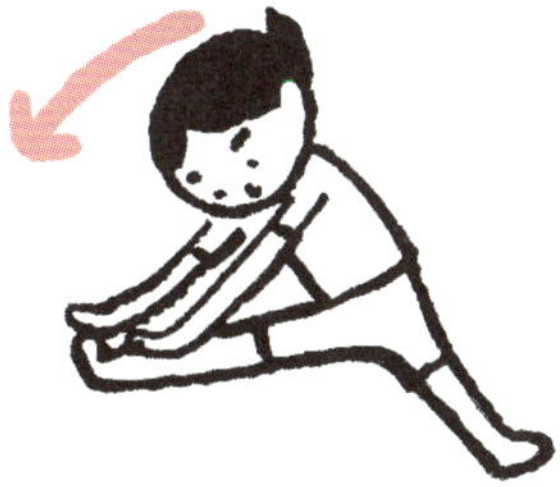

床に座り、両足を投げ出して広げる。左右交互に足のほうへゆっくり前屈。背筋を伸ばしたまま、おなかを太ももにつける感じで行う。つま先を自分のほうに起こすとより伸びる。

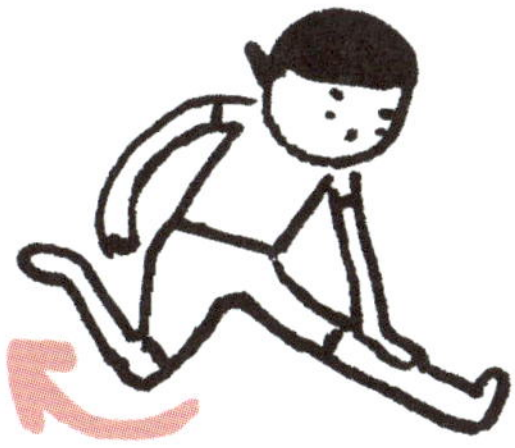

太もものストレッチ

床に両足を投げ出して座る。息を吐きながら、右足をゆっくり曲げて右の太もも前面の筋肉を伸ばす。反対の足も同様に。余裕があれば上体をゆっくり後ろに倒して負荷を強める。

ストレッチのコツ

筋肉が伸びて気持ちいいところで止めて、ゆっくり呼吸をしながら10秒キープ。これを５〜10回無理のない範囲で繰り返します。

9

朝風呂は自律神経の嵐に要注意

温泉に行くと、早起きしてひとっ風呂浴びに行く人は多いですが、実はこれはかなり危険な行為です。

副交感神経優位の夜から、交感神経優位の朝に自律神経が切り替わる際は、心身のバランスが崩れがち。そのため**早朝5〜7時頃は「自律神経の嵐」がくる時間帯**といわれます。この時間帯には毛細血管もダメージを受けやすく、不整脈や心筋梗塞、狭心症といった心臓病の発作や、アレルギー性疾患などが起こりやすいという報告もあります。温泉に限らず、朝風呂は7時以降、朝食を食べたあとに入ったほうが安全です。

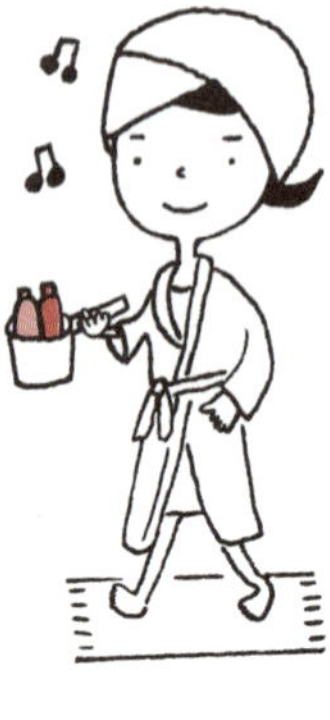

10

入浴前後の注意点は？

入浴時には、たくさん汗をかくので、**お風呂の前後には500㎖ほどの水分補給**をしてください。お酒好きの人は、「風呂上がりの一杯」といきたいところでしょうが、ビールは控えたほうが無難。ビールには利尿作用があり、脱水になる可能性が高いのです。上質のミネラルウォーターがおすすめです。

浴室の中と外の温度差にも要注意です。体が冷えて毛細血管が締まっているときに、いきなり熱いお湯につかると、心臓や脳血管系疾患の危険性が高まります。**心臓に遠いところからかけ湯**をして入りましょう。

冬場は浴室や脱衣所が寒いと、広がっていた血管が急に収縮して血圧が上がってしまい、高血圧の人はとくに危険。適温にして汗が引くまでバスローブなどを着て保温を。夏場は風呂から上がるときんきんに冷房を効かせた部屋で涼む人も多いのですが、血管に負担をかけるのでNG。**入浴後の体は冷やさないのが鉄則**です。

1
少しおおざっぱになってみる

ストレスが続くと、ストレスホルモンのコルチゾールの過剰分泌が続きます。すると、体内の免疫機能が低下し、血糖値は上昇。さらに交感神経が優位な状態が続き、毛細血管が収縮して血流が悪化し、体のあちこちでフリーラジカルがつくり出されます（56、58〜59ページ参照）。

ですから不快なストレスはためこまないようにコントロールすることが、毛細血管を若々しく保ち、健やかに年を重ねるためにとても大切なことなのです。

まず大切なのは、**上手にストレスを受け流すというスタンス**です。できるだけストレスの原因から遠ざかり、自分のしたいことをする時間を確保しましょう。

とはいえ、それができない状況にある人も多いでしょう。その場合は、ストレスを受けている自分を見つめ直して、自己改革してみるのもひとつの方法です。

長寿者保険福祉調査によると、100歳以上生きた人々の多くは、「物事にこだわることなく、自由気ままな生活を送ってきた人々」だそうです。

要するに、ある意味「おおざっぱ」な人たちですね。精神医学的に考えると、ストレスをもろに受けやすい人は、生真面目で神経質なタイプです。少しずつこだわりを捨てて、人の目を気にしないで、「おおざっぱに生きるぞ！」と開き直ってみてください。

性格を変えるのは難しいですが、「お気楽に過ごそう」と意識することで、自分の中の執着や偏った考えも見えてきて、肩の力も少しずつ抜けてくるはずです。

明けない夜はありません。**ストレスの経験もいつかは自分にプラスになる**のだと信じて、気負わず、淡々と現実に向き合っていると、そのうちきっと状況も好転すると思います。

2

リンパ洗顔で自律神経をスイッチング

自律神経のバランスが崩れやすい朝方。**丁寧に洗顔するだけでも、副交感神経から交感神経の切り替えがスムーズに**なることがわかっています。

おすすめはリンパ洗顔。最初にリンパ節のある耳の下、あごの下を軽くもみほぐします。次に、手の指をそろえて、おでこ、目の周り、頬《ほお》のリンパを、耳の下に向かってやさしく流します（イラストの矢印の方向に）。最後にフェイスラインをなぞるようにあごの下から耳の下、さらに鎖骨までなで下ろしリンパを流します。爪を立てないように気をつけて行ってください。

脳に近い位置の神経が刺激されることで、セロトニンなど昼間に働いてほしい脳内ホルモンの分泌が盛んになり、夜には毛細血管のサビをとるメラトニンの分泌もスムーズに。

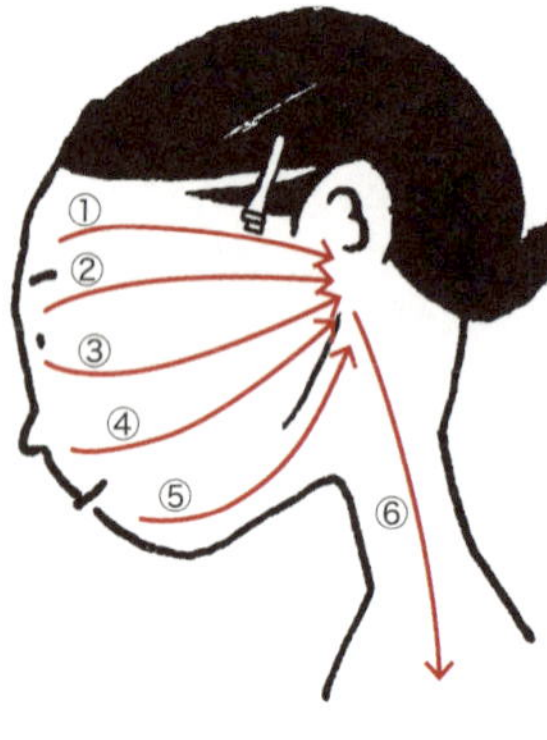

3

イケてる自分をイメトレ

年を重ねると、交感神経も副交感神経もパワーが下がってくるので、やる気が起きず億劫になることもしばしばです。

そんなときは、やるべきことに対して意味合いを見つけることです。それをすることで人の役に立てるとか、スッキリして気持ちが晴れるとか、なぜそれが重要なのか価値を見出し、ポジティブな意味でとらえ直していくのです。

過去に成功体験があれば、そのときの「イケてる自分」を思い出して、よい点を具体的に箇条書きにしてみたり、自分の長所を口に出していうのもおすすめです。

錯覚しやすい脳の性質を利用して、過去の成功した自分を現在のセルフイメージとして認識させ、ネガティブな気持ちとすりかえていくことができます。アメフトやプロ野球選手の中には、僕の開発したウェアラブルセンサーを利用しつつ、イメトレを応用することで、より大きな成果を得ている人も多くいます。

4

90分サイクルでひと息つく

過度なストレスは体や心を摩耗し、毛細血管を蝕みますが、ストレスが完全になくなってしまったら、副交感神経が優位になりすぎて、慢性疲労やうつなどの不調を招くこともあります。

適度なストレスは体にとって必要で、ほどよい緊張感は集中力を高め、パフォーマンスを上げるのです。

ほどよいストレスで集中力を高めるには、90分サイクルで時間を区切るのがコツ。

眠りはレム睡眠とノンレム睡眠がセットになった90分周期を繰り返しますが、実は起きているときも脳波は90分サイクルで動いています（60～100分と個人差あり）。つまり**脳がフル回転でき、集中力を保てる限界時間は90分くらい**ということです。

「90分集中し、5分休む」を繰り返す90分サイクルで活動すると、集中力を切らすことなく、仕事の効率が上がります。家事や趣味でも同様。**時間を区切ることで自律神経にメリハリが出て、集中力が高まる**はずです。

行き詰まったらコーヒーブレイクをとるのもおすすめです。ハーバード大学の中にもちょっとしたカフェがあって、僕も仕事の合間にひと息ついてリセットしています。コーヒーのアロマには、不安や緊張を解放し、気持ちを落ち着かせる作用があります。

コーヒーが苦手な人は、アールグレイティーはいかがでしょう。アールグレイティーの香りづけに使われているベルガモットは、鎮静と高揚の両方の効果があります。落ち込んでいるときは、気分を上向きにしてくれますし、神経が高ぶっているときは交感神経の活動を鎮めて落ち着かせてくれます。

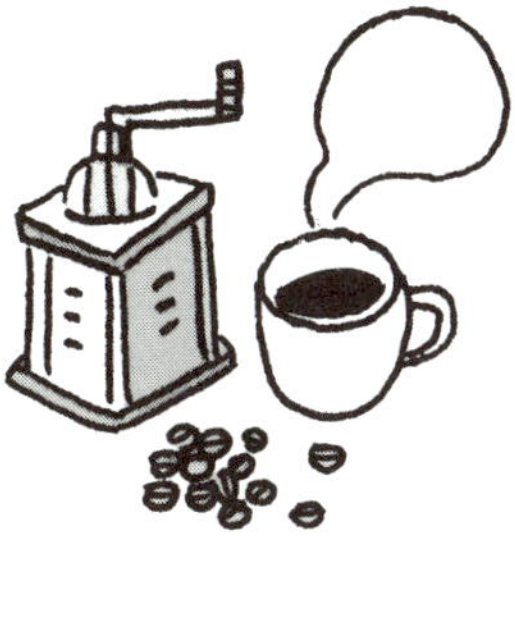

5

自分にごほうびで快楽ホルモンを出す

　ストレス過多になると、快楽ホルモンのドーパミンが低下します。体がこわばり、やる気が失せ、喜びを感じなくなり、うつ病やパーキンソン病の発症にもつながります。

　しかし、**ドーパミンは「こうすると楽しいことがある」と脳に学習させることで、着実に増やすことができます。**報酬系ホルモンなので、ひと仕事終えたら、スイーツを食べるなど、気乗りのしないことと楽しいことを組み合わせると効果的です。また、初めての体験はドーパミンが出やすいので、やったことのない趣味にチャレンジしたり、知らない土地を旅するのもおすすめです。

　僕は昔から、試験の前や論文を書くときには、それにかかる時間を逆算し、そこからは大好きな音楽やスポーツをシャットアウトしてやるべきことに集中。目標を達成したら好きなことを思い切り楽しんでいました。勉強や仕事の効率を上げることができます。

6

ガムをかんでハッピーホルモンを出す

セロトニンは脳内のセロトニン神経から分泌され、脳の神経細胞を活性化し元気にする働きをもつことから「ハッピーホルモン」とも呼ばれています。セロトニンはメラトニンの原料でもあり、不足すると睡眠の質が落ちて毛細血管が劣化し、精神的ダメージを受けやすくなります。うつ病の治療ではセロトニンが疑似的に増える薬がよく使われます。

セロトニンは、ウォーキングやダンスなどのリズム運動をしているときにたくさん出ます。意外なところでは、硬めのガムを長時間かむのも有効です。よくプロ野球選手が試合中にガムをかんでいますが、あれは**口寂しいからではなく、セロトニン神経を活性化させ、平常心を保つため**なのです（57ページ参照）。

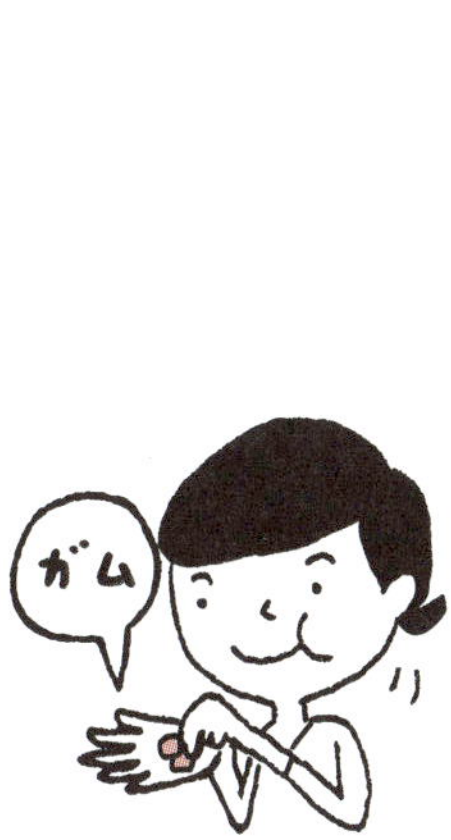

実習

7 根来式腹式呼吸

夜、床についても心配事や不安、いやなことを思い出して眠れないという人は多いですね。負の感情にとらわれて、交感神経が高くなり、目が冴えてしまう状態です。そんな負のスパイラルを断ち切るには、いったん**「どうでもいいや！」と開き直って、ともあれ呼吸に意識を集中**してみてください。

自律神経のバランスを整えるうえで、もっとも有効な手段は呼吸法です。なぜなら**自律神経に支配されている機能の中で唯一、自分でコントロールできるのが呼吸**だからです。怒りで頭がカーッとなったときも、1回息を吸ってゆっくり吐くだけで冷静になれます。

ハーバード大学で研究している呼吸法をベースに、僕は自ら開発した最新のデバイスを使って自律神経と呼吸を検証し、独自の呼吸法を開発しました。ポイントは腹式呼吸。横隔膜を大きく動かすことで、副交感神経のスイッチが入り、リラックスできるのです。

ベッドに入る1時間前くらいから腹式呼吸を意識して行っていると、より自律神経が整いやすくなります。しっかり眠れるようになれば、ストレスに対する耐性も養われます。

【腹式呼吸時の横隔膜の動き】

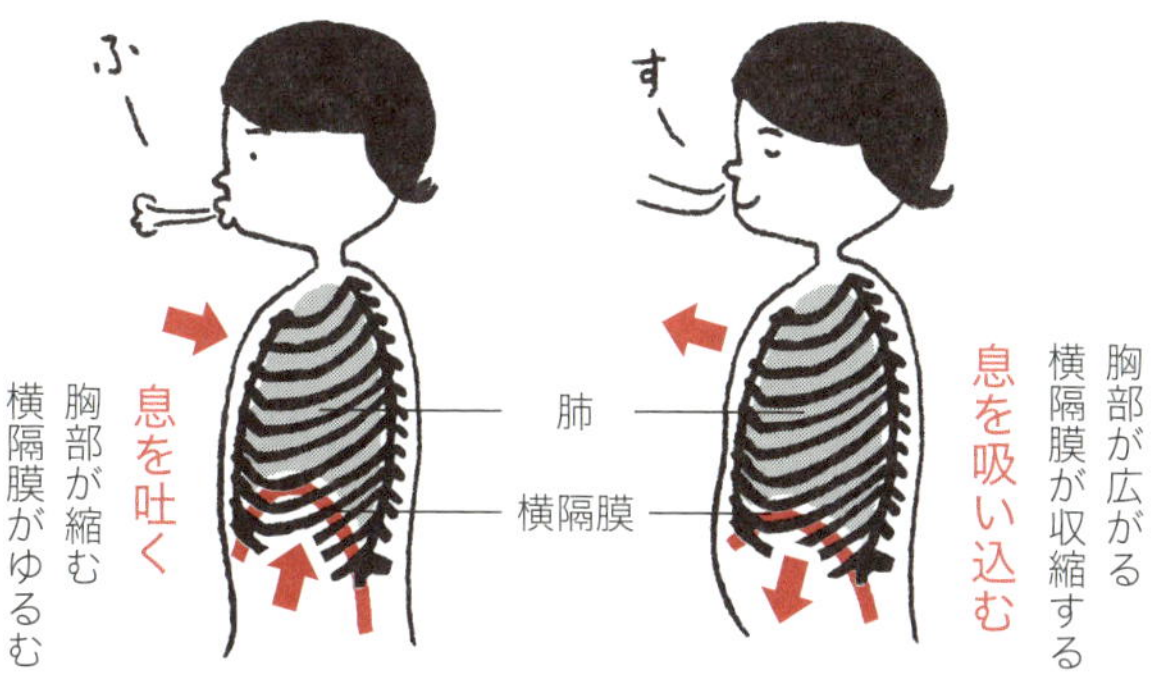

眠れないときや緊張する場面で「4・4・8呼吸法」

まずは息を吐ききってからおなかをふくらまして吸うのを2～3回繰り返す。その後、「腹式呼吸で4秒かけて吸って、4秒息を止めて、8秒かけて吐く」。これを4回×2クールくらい繰り返す。副交感神経が優位になり心も体もほぐれる。ここぞという場面で行うと、落ち着いて実力を発揮できる。

病気に先制！「10・20呼吸法」

❶姿勢を正し、まずは下腹部をゆっくり絞りながら息を吐ききる。
❷下腹と肛門の力を抜いて下腹をゆっくりふくらまし、10数えながら自然に息を吸っていく。
❸首から胸にかけてゆっくり力を抜いていくと、自然に息が出始めるので、そのまま下腹をゆっくり絞りながら、ゆっくり20数えて息を吐いていく。同時に肛門もゆっくり閉じていき、そのまま息を吐ききる。
❶～❸で約30秒。これを20～40回繰り返す（10～20分）。できるだけ余計なことは考えず、呼吸に集中すること。セロトニン神経が鍛えられ、自律神経のトータルパワーが底上げされ、あらゆる病気の予防につながる。

8 タバコからの脱却

喫煙する人の多くは、心を鎮めるためにタバコを吸うようですが、いうまでもなく、健康にとっていいことは皆無です。

喫煙により体内でフリーラジカルがつくられますが、タバコ自体にもフリーラジカルが含まれていて、ダブルパンチで毛細血管を酸化させます。

また、タバコに含まれる一酸化炭素は、血管の内皮細胞をダイレクトに傷つけ、動脈硬化を促進します。ニコチンは、交感神経を刺激して、血圧や心拍数を上げるだけでなく、血栓を増やします。

タバコの本数が多く、喫煙期間が長いほど、動脈硬化のリスクも高まります。タバコを吸う人は、吸わない人に比べて、虚血性心疾患や脳卒中、呼吸器疾患や肺がんをはじめとするがんのリスクも高くなります。

タバコにお酒が加わるとさらに最悪です。タバコを吸うと肝臓のエネルギー源である血液の量が減り、仕事量が増します。そこにアルコールの代謝という仕事が加わると肝臓はさらに酷使されることに。

日頃は禁煙しているのに「お酒の席だけ一服」という人も多いようですが、**お酒を飲みながらの喫煙によるダメージは、飲まないときの2倍以上**に高まるのです。

喫煙は副流煙によって、まわりの人の健康も脅かします。受動喫煙者は、心筋梗塞や狭心症で死亡する危険性が1・3〜2・7倍にもなることがわかっています。また、親が喫煙者であると、その子どもはタバコの煙に慣れ、将来、喫煙者になる可能性が高くなるという報告もあります。

誰にとっても、タバコは百害あって一利なしと心得て、スパッと禁煙を！

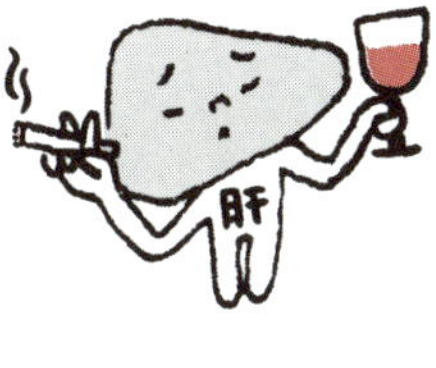

9 悲しいときほど微笑んで

笑いは、いい具合に自律神経のバランスを調整します。僕が開発したウェアラブルセンサー（80〜83ページ参照）で実験したところ、交感神経優位なら副交感神経を上げ、副交感神経優位なら交感神経を上げる作用があることが確認されました。また、毎日継続して同じ時間にお笑い番組を見ると、自律神経のトータルパワーも上昇します。笑いは自律神経を整え、毛細血管の健康を保ってくれるのです。

カリフォルニアのロマリンダ大学の研究では、自分が大笑いしそうだと予感すると快感をもたらす「エンドロフィン」の分泌が高まることが報告されています。実は、**つくり笑顔でも効果がある**ことがわかっています。気持ちがふさいでいるときこそ、鏡の前でニッコリ笑顔をつくってみてください。脳が楽しいことがあると予感して、セロトニンなどのハッピーホルモンを分泌するので、本当に楽しくなって気持ちが晴れやかになってきます。

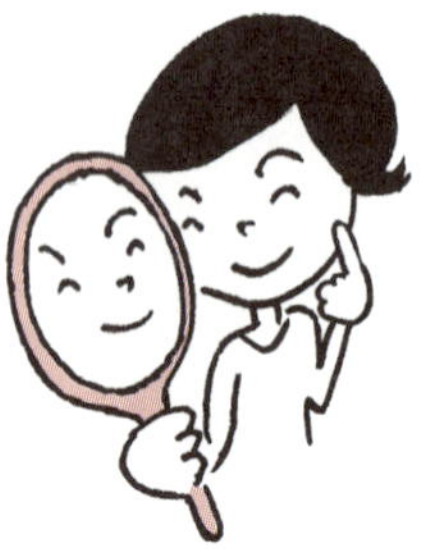

10 マインドフルネスで脳を休ませる

ストレス対策として最近アメリカで注目されているのが、マインドフルネスです。マインドフルネスとは、**瞑想などを通じて、今この瞬間の体験に意識を向け、雑念にとらわれず、あるがままを受け入れる心の持ち方**です。たとえば呼吸など、意識を集中させる対象を設定し、ネガティブなことと距離を置きながら、その瞬間の考えや感情、出来事を見つめ、それを価値判断することなく受け入れることで、自分自身への気づきを高めさせます。これにより、それまでの物事とのかかわり方とは違うとらえ方ができるようになり、ストレスが軽減し、脳の休息にもなると考えられています。簡単な方法を紹介しましょう。①背筋を伸ばして椅子に座る。②体の感覚に意識を向ける。③呼吸をコントロールしないで、あるがままに息をしながら空気の出入りや胸やおなかの動きなどの感覚を意識する。④雑念が湧いてくるのは当然と考えてとらわれず、すぐに切り上げ、呼吸に注意を戻す。⑤全身で呼吸するイメージで、体全体に意識を広げる。ぜひ試してみてください。

11 好きな音楽&好きな香りを楽しむ

最近、自律神経が整うCDが話題ですが、科学的根拠は不明です。これまでも、α波が出るクラシックなどいろいろいわれてきましたが、その人が好きな音楽でなければ苦痛でしかありません。実際、自律神経にいいという音楽を聴いて気分が良くなった人もいますし、具合が悪くなったという声も聞きます。

無理してお仕着せの音楽を聴くよりも、そのとき聴きたい音楽を聴くのが自律神経にとってもいちばんいいことです。そういう意味ではアロマも同じ。アロマセラピーは科学的データがかなり蓄積されていますが、いくらラベンダーの香りが自律神経を整えるといっても、その人が嫌いな香りだったら、逆に自律神経が乱れてしまいます。**なにより大切なのは、自分の体の声を聞くこと**なのです。

12

大切な人やペットと触れ合い、愛情ホルモンを増やす

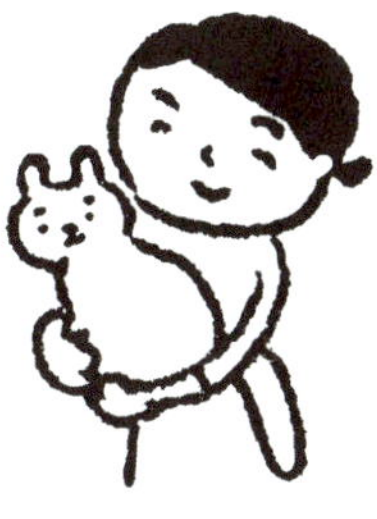

母乳を分泌させるホルモンとして知られるオキシトシンは、実はコミュニケーション系のホルモンです。普段からコミュニケーション力を高めていると、ここ一番で自律神経をバランスのよい状態に保て、落ち着いて力を発揮できます。

ただし、ゲームのような二次元世界で疑似恋愛に励んでも、オキシトシンはあまり出ません。リアルな社会的交わりの中でこそ、オキシトシンは大いに分泌されるのです。

家族団らん、デート、友人とのおしゃべり、ペットとのスキンシップなど、具体的な愛情表現を心がけてみてください。

また、**親切心や素直な気持ちを表したりすることでも増えます**。人にやさしくすると、自分にも返ってくるということですね。

おわりに

最後まで授業にお付き合いいいただき、ありがとうございました。全身の血管の99%を占め、時計遺伝子や自律神経、ホルモンと密接に関係し、命にかかわる物々交換の最前線の現場となっている毛細血管について、理解を深めていただけましたでしょうか？

生命活動に必要不可欠な酸素や栄養素を全身の細胞に届けているのは血管ですが、血管の中でも、まさに毛細血管こそが酸素、栄養素の細胞への受け渡しの現場です。

いくらバランスの良い食事をとっても、それが全身に運ばれて、しかるべき場所で毛細血管を介して細胞にまで届けられなければ、意味を成さないことになります。

実際、全身のどんな細胞も毛細血管から0・03ミリ以内の距離に存在するように毛細血管が張りめぐらされています。つまり、**健康に生きていくためにまず考えるべきことは、いかに全身の毛細血管の健康を保ち、いかに全身の細胞を健全に働かせるかということ**なのです。逆にほとんどすべての生活習慣病は毛細血管の劣化、障害が何らかの形で関与しているといっても過言ではありません。

本書では、それほど大切な臓器ながら、あまり語られることのなかった毛細血管にフォーカスして、毛細血管という観点から、どうすれば日々の生活の中で病気にならず健康な時間を増やせるかということを、今すぐに実践できることに結びつけて記しました。できるだけ最先端の正しい医学研究成果をわかりやすくかみ砕いて丁寧に書いたつもりです。

毛細血管は年齢とともに徐々に減っていきます。生理的な減少は避けられない部分もあります。本書でいう「毛細血管を増やす」とは、**加齢に伴う毛細血管の量と質の低下を最小限に食い止め、弱っている毛細血管を復活させ**、さらには、**文字通り健康な毛細血管を増やす**ことを含めた表現です。

1限目から3限目を理解していただいたうえで、実習すべてをできなくてもかまわないので、できることから、どんどん日常生活に取り入れていってください。健康な毛細血管が少しでも多く保たれることで、より健康で病気になりにくい体を手に入れることができるはずです。まさに、「毛細血管は増やすが勝ち」ですが、それを実体験していただけたなら、なによりの喜びです。

最後に、本書執筆に当たって多大なる貢献をいただいた石丸久美子様、集英社の田中恵様、杉山奈小美様に、心より感謝の意を表したいと思います。

今日も素敵な1日を！

2016年11月　根来秀行

Dedicated to

Hisao, Chiwako, Yoshie, Akiko

Machiko, Nicolas, Timothée and Alexandre Negoro